Die „Monographien aus dem Gesamtgebiete der Neurologie und Psychiatrie" sind in zwei selbständige Reihen, und zwar

Schriftenreihe Neurologie / Neurology Series und

Monographien aus dem Gesamtgebiete der Psychiatrie / Psychiatry Series

aufgeteilt worden, da das Gesamtgebiet der Neurologie und Psychiatrie nicht mehr vom einzelnen übersehen werden kann. Die sprunghafte Entwicklung der Grundlagenforschung, die Erschließung neuer Methoden und Anwendungsgebiete haben jeder der beiden Nachbardisziplinen so viel Eigenleben und Eigenständigkeit gegeben, daß sich die Organisation der wissenschaftlichen Mitteilung auf diese neue Situation einstellen mußte.

Schriftenreihe Neurologie — Neurology Series

Band 4

Hartmut Pilz

Die Lipide des normalen und pathologischen Liquor cerebrospinalis

Mit 4 Abbildungen und 23 Tabellen

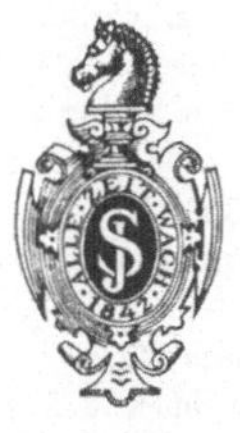

Springer-Verlag Berlin · Heidelberg · New York 1970

Privatdozent Dr. med. Hartmut Pilz
Neurologische Universitätsklinik Göttingen
(Direktor: Prof. Dr. H. Bauer)

ISBN 978-3-540-05007-0   ISBN 978-3-642-86310-3 (eBook)
DOI 10.1007/978-3-642-86310-3

Titel-Nr. 3424

Vorwort

Untersuchungen über Lipide in Körperflüssigkeiten haben bisher nicht die Bedeutung von Proteinstudien erlangt. Ein Grund dafür könnte darin zu suchen sein, daß die in Frage kommenden Methoden bis vor wenigen Jahren zeitraubend, umständlich und teilweise auch unzureichend waren, so daß Lipiduntersuchungen häufig als kompliziert angesehen wurden. Seit der Einführung neuer und einfacherer Trennverfahren läßt sich jedoch ein erheblicher Fortschritt auf diesem Gebiet beobachten.

Der hohe Lipidgehalt des Nervengewebes gab immer wieder die Anregung, diese Substanzen auch im normalen und pathologisch zusammengesetzten Liquor cerebrospinalis zu bestimmen. Eigene Untersuchungen am Hirngewebe mit der Mikrotechnik der Dünnschichtchromatographie legten es nahe, diese Methode auch für die quantitative Erfassung von Liquorlipiden anzuwenden. Es konnte gezeigt werden, daß dieses Vorgehen prinzipiell möglich ist. Nach der Durchsicht der schon vorhandenen Literatur wurde eine Übersicht über alle bisherigen Ergebnisse fertiggestellt, die nachträglich um ein einführendes Kapital über die chemische Struktur der Lipide, um die Darstellung der für Liquorlipiduntersuchungen verwandten Methoden und um eine kritische Besprechung der wichtigsten Ergebnisse erweitert wurde.

Es wird gezeigt, daß eine Fülle von Einzelbefunden vorliegt, die aber nicht darüber hinwegtäuschen kann, daß unsere Kenntnisse noch lückenhaft und manchmal sogar widersprechend sind. Das ist nicht verwunderlich wenn man bedenkt, daß die Lipidkonzentration im Liquor äußerst gering ist, die verschiedenartigsten Methoden angewandt werden, und gerade Mikromethoden häufig mit einem größeren Fehler einhergehen. Bis jetzt hat die Bestimmung von Liquorlipiden noch keine größere allgemeine oder spezielle diagnostische Bedeutung erlangt.

Die vorliegende Monographie soll die Möglichkeiten und Ansatzpunkte für weitere Untersuchungen aufzeigen und damit zu weiteren Studien anregen.

Die ersten Anregungen zu der vorliegenden Arbeit erhielt ich an der Neurochemischen Abteilung des Max-Planck-Institutes für Psychiatrie in München. Herrn Prof. Dr. H. Jatzkewitz möchte ich auch an dieser Stelle für die Einführung in das Gebiet der Neurochemie danken. Die Fragen und Probleme der Liquordiagnostik wurden an der Neurologischen Universitätsklinik in Göttingen vertieft. Herrn Prof. Dr. H. Bauer bin ich für das entgegengebrachte Verständnis, die ständige Aufgeschlossenheit und Hilfe dankbar. Die Fortführung von eigenen Untersuchungen neben der klinischen Tätigkeit wurde durch die finanzielle Unterstützung der Deutschen Forschungsgemeinschaft ermöglicht. Dabei war mir Fräulein Dorothea Storp behilflich, der ebenfalls mein Dank gilt. Außerdem erhielten wir einen finanziellen Beitrag von der Freudenberg-Stiftung.

Göttingen, März 1970   Hartmut Pilz

Inhaltsverzeichnis

A. Einleitung

Das Vorkommen typischer Hirnlipide und die hohe Konzentration von Lipiden im Nervengewebe führten schon vor der Jahrhundertwende zu ersten Versuchen, bestimmte Lipidnachweismethoden auch für den Liquor cerebrospinalis anzuwenden und Beziehungen zu pathologischen Zuständen aufzufinden. Diese Untersuchungen wurden besonders von der Vorstellung geleitet, daß bei Erkrankungen, die mit einem Zerfall von Hirn- oder Nervengewebe einhergehen, solche Hirnlipide direkt in den Liquor übergehen. Die moderne Laboratoriumsdiagnostik kann auf neue Trenn- und Bestimmungsmethoden, insbesondere Mikro- und chromatographische Verfahren zurückgreifen. Es ist daher nicht verwunderlich, daß trotz des außerordentlich geringen Liquorlipidgehalts versucht wird, die Bestimmung von Proteinen, Zucker, Zellen, Enzymen, Elektrolyten, Gasen und des Säure-Basen-Haushaltes durch differenzierte Lipidanalysen zu vervollständigen und somit noch umfassenderes Wissen über die Zusammensetzung des Liquors bei verschiedenen Krankheitsprozessen des Nervensystems zu gewinnen.

Ausgangspunkt für neue Untersuchungen ist die Kenntnis bisheriger Befunde. Ältere zusammenfassende Darstellungen über Liquorlipide wurden von MESTREZAT (1912), LEVINSON (1929), KAFKA (1930), GEORGI u. FISCHER (1935) sowie KATZENELBOGEN (1935) mitgeteilt. Über Liquorlipide bei multipler Sklerose berichteten CAZZATO (1960) und PLUM (1960 und 1964). Unsere Arbeit, welcher eine kürzere Fassung vorausging (BAUER u. PILZ, 1968), konnte auf die ausgezeichneten Übersichten von TOURTELLOTTE u. Mitarb. (1958, 1962 und 1964) zurückgreifen.

In einem einleitenden Kapitel werden zunächst die wichtigsten Lipide zum besseren Verständis der mitgeteilten Befunde kurz charakterisiert. Anschließend werden alle Methoden, die bisher zur Untersuchung von Lipiden im Liquor Verwendung fanden, im Prinzip dargestellt und auch kritisch besprochen. Wir messen dabei der Dünnschichtchromatographie, auch für zukünftige Untersuchungen, eine besondere Bedeutung bei. Die Dünnschichtchromatographie von Lipiden wird aus diesem Grunde in einem besonderen Kapitel und ausführlicher als die anderen Methoden besprochen. Die Ausführungen über die Strukturchemie der Lipide und die Darstellung der Untersuchungsmethoden für Liquorlipide (mit einer tabellarischen Übersicht) verfolgen den Zweck, ein zu häufiges Nachschlagen in entsprechenden Werken der Biochemie oder Laboratoriumsdiagnostik zu vermeiden. Damit kann das Studium der Originalarbeiten erleichtert werden. Im Hauptteil folgen die Ergebnisse aller bisherigen einschließlich der eigenen Lipidbestimmungen im Liquor. Tabellarische Übersichten gestatten auch hier einen schnellen Einblick in die wichtigsten Befunde, auf diese Weise ist im Text eine Beschränkung auf die Mitteilung besonderer Ergebnisse möglich. Nach einer vergleichenden Darstellung von Hirn-, Serum- und Liquorlipiden werden die wichtigsten Untersuchungsergebnisse über Liquorlipide, auch im Hinblick auf ihre Herkunft, kritisch gewürdigt.

Fast alle im Literaturverzeichnis aufgeführten Arbeiten wurden im Original eingesehen, einige in älteren Literaturzusammenstellungen aufgeführte Publikationen konnten allerdings nicht ermittelt werden (ROBIN, 1899; MARCHAND, 1903: zit bei ESKUCHEN u. LICKINT, 1928; BALADO u. FRANKE, 1927: zit bei KAFKA, 1930), in wenigen Fällen mußte auf nicht nachprüfbare Zitate zurückgegriffen werden.

B. Die Einteilung der Lipide

Wir bezeichnen als Lipide alle Fette und fettähnlichen Stoffe, die sich in organischen Lösungsmitteln, besonders Chloroform-Methanol-Mischungen, lösen lassen. Zu ihnen rechnen daher nicht nur die mit Fettsäuren veresterten Alkohole, die man nach ihrer Alkoholgruppe einerseits (Glycerin, Sphingosin), und weiteren wichtigen Molekülgruppen andererseits (Zucker, Aminoalkohole usw.) einteilen kann, sondern auch die Steroide (Sterine), von denen für uns Cholesterin von Bedeutung ist. Im deutschen Sprachgebrauch wurde bis vor kurzem meistens noch von „Lipoiden" gesprochen, im Gegensatz zur angloamerikanischen Ausdrucksweise „lipids". Neuerdings bürgert sich auch in Deutschland der Begriff Lipide immer mehr ein, den wir nach den Vorschlägen der Internationalen Biochemischen Nomenklaturkommission verwenden. In der folgenden Aufstellung werden die wichtigsten Lipide aufgezählt:

  I. Fettsäuren
 II. Steroide (Sterine)
    1. Freies Cholesterin
    2. Verestertes Cholesterin
III. Glycerinlipide
    1. Neutralfette (Glyceride)
       a) Monoglyceride
       b) Diglyceride
       c) Triglyceride
    2. Glycerinphosphatide
       a) Lecithin
       b) Kephaline
       c) Inositphosphatide (Mono-, Di- und Triphosphoinositide)
       d) Lysophosphatide
       e) Plasmalogene (Acetalphosphatide)
       f) Cardiolipin
 IV. Sphingolipide
    1. Sphingophosphatide (Sphingomyelin)
    2. Cerebroside
    3. Cerebrosidschwefelsäureester (Sulfatide)
    4. Ganglioside
    5. Ceramid-oligo-hexoside

Einfache, gesättigte Fettsäuren sind Monocarbonsäuren mit einer verschieden langen Kette von Kohlenstoff-Wasserstoffgruppen und einem Carboxylrest. Die ungesättigten Fettsäuren enthalten Doppelbindungen (einfach oder mehrfach ungesättigte Fettsäuren), Hydroxyfettsäuren sind entsprechend ihrem Namen mit einer Hydroxylgruppe substituiert.

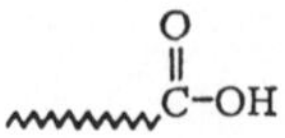

Stearinsäure (vereinfachte Formel)

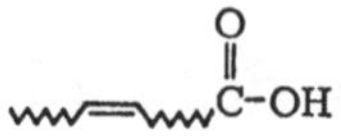

(ungesättigte) Ölsäure

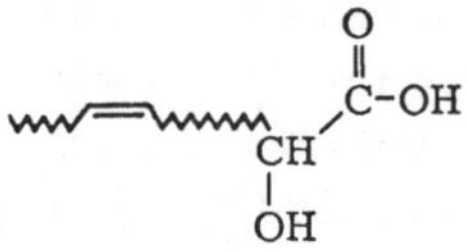

Oxynervonsäure

In den Lipiden treten bevorzugt Fettsäuren mit 14, 16, 18, 20, 22, 24 und 26 C-Atomen auf.

Cholesterin, welches nur im Tierreich vorkommt, leitet sich chemisch vom Sterangerüst ab und ist ein einwertiger, sekundärer hydroaromatischer Alkohol, welcher im zweiten Ring eine Doppelbindung, zwei Methylgruppen und eine verzweigte, aliphatische Seitenkette besitzt. Es findet sich außer in freier Form auch als alkoholische Komponente von Fettsäureestern (verestertes Cholesterin, Cholesterinester).

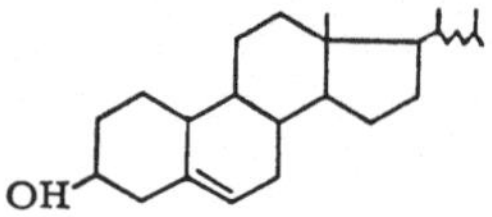

Cholesterin

Die Neutralfette (eigentliche Fette) enthalten den dreiwertigen Alkohol Glycerin. Je nach der Zahl der am Glycerin esterartig gebundenen Fettsäuren unterscheidet man Mono-, Di- und Triglyceride. Wegen ihres ausgeprägten lipophilen Charakters faßt man die Glyceride und Cholesterinester auch zu den neutralen Lipiden oder Neutralfetten im weiteren Sinne zusammen.

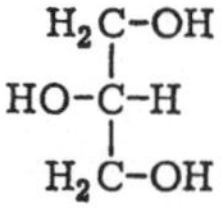

Glycerin 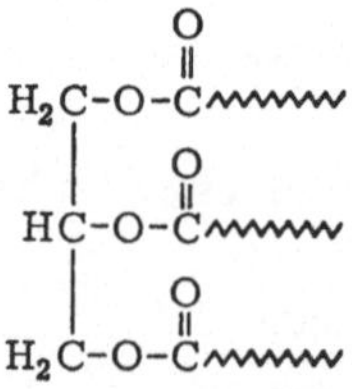   Triglycerid (Tripalmitin)

Bei den Glycerinphosphatiden ist das Glycerin einerseits mit Phosphorsäure (Glycerin- oder Glycerylphosphorsäure), dieses wiederum mit Cholin (Lecithin), Colamin (Colaminkephalin), Serin (Serinkephalin) oder dem cyclischen, sechswertigen

Alkohol Inosit (Inositphosphatide) verestert. Andererseits finden sich außerdem am Glycerinmolekül zwei esterartig gebundene Fettsäurereste. Als Phosphatidsäure bezeichnet man ein Phosphatidmolekül, dem die zweite Alkoholkomponente (Cholin, Colamin usw.) fehlt. Lysophosphatide (z. B. Lysolecithin) tragen nur eine Fettsäure. Im angloamerikanischen Schrifttum wird Lecithin als Phosphatidylcholin, Colaminkephalin entsprechend als Phosphatidyläthanolamin und Serinkephalin als Phosphatidylserin bezeichnet. Bei den Plasmologenen (Acetalphosphatiden) ist am Glycerin neben einer Fettsäure ein langkettiger Aldehyd enolätherartig gebunden. Das erstmals im Herzmuskel aufgefundene Cardiolipin ist ein Acyl-triglycerindiphosphat.

$$\text{Lecithin}$$

Lecithin

Die Sphingolipide enthalten anstelle des Glycerins einen Amino-dialkohol, das Sphingosin, welches in der Regel 18 C-Atome besitzt. Im tierischen Organismus kommt in geringer Konzentration auch Dihydro- und C_{20}-Sphingosin vor. Am Sphingosin ist nur eine Fettsäure säureamidartig gebunden (N-Acyl-Sphingosin), diese Ver-

Sphingosin (Ceramid)

bindung nennt sich Ceramid. Bei dem einzigen, bisher bekannten Sphingophosphatid, nämlich dem Sphingomyelin, ist wie bei Lecithin an die endständige Hydroxylgruppe

Ceramid
|
Phosphat
|
Cholin

Sphingomyelin

des Sphingomyelins Phosphorylcholin geknüpft (Phosphorylcholin-ceramid). Sphingomyelin und Glycerinphosphatide faßt man auch zu den Phosphatiden (im angloamerikanischen Sprachgebrauch Phospholipiden) an sich zusammen. Alle anderen Sphingolipide enthalten an der endständigen Hydroxylgruppe des Sphingosins Zucker, sie sind phosphorfrei, man bezeichnet sie daher auch als Glykolipide oder Glykosphingolipide. Die Cerebroside (Ceramid-monohexoside) enthalten in glykosidischer Bindung Galaktose (Syn. Galaktocerebrosid, Galaktosylceramid, Ceramidgalaktosid) oder Glucose (Syn. Glucocerebrosid, Glucosylceramid, Ceramidglucosid). Ist am C-Atom 3 der Galaktose ein Molekül Schwefelsäure esterartig gebunden, entstehen die

Cerebrosidschwefelsäureester, Cerebrosidsulfate oder Sulfatide. Cerebroside, die vorwiegend eine einfache, gesättigte C_{24}-Fettsäure (Lignocerinsäure) enthalten, werden auch als Kerasin bezeichnet, solche mit einer gesättigten C_{24}-Hydroxyfettsäure (Cere-

Ceramid   Ceramid
| |
Galaktose   Galaktosesulfat

Cerebrosid   Sulfatid

bronsäure) als Cerebron (oder Phrenosin). Die entsprechenden Vertreter mit einer ungesättigten C_{24}-Fettsäure heißen Nervon (Nervonsäure) bzw. Oxynervon (Oxynervonsäure). Da bei einer heute viel gebrauchten Lipidauftrennungsmethode (siehe methodischer Teil), nämlich der Dünnschichtchromatographie, Kerasin und Nervon sowie Cerebron und Oxynervon zusammen erfaßt werden, spricht man auch von den Cerebrosiden vom Kerasin- und vom Cerebrontyp. Entsprechend gibt es Cerebrosidschwefelsäureester bzw. Sulfatide vom Kerasin- und Cerebrontyp. Die Ganglioside enthalten neben Ceramid mehrere Zucker und an Galaktose gebundene Sialsäure (N-Aceyl- oder N-Glykolyl-Neuraminsäure), eine Polyoxyaminosäure, welche als Kondensationsprodukt von Mannosamin und Brenztraubensäure aufgefaßt werden kann. Die einzelnen Ganglioside unterscheiden sich durch eine verschiedene Kettenlänge der Fettsäuren sowie einen unterschiedlichen Gehalt an Zuckern und Neuraminsäure (Mono-, Di- und Trisialoganglioside; Ganglioside vom Di-, Tri- und Tetrahexosidtyp). Bei den Hauptgangliosiden des tierischen Organismus, besonders des Gehirns, ist die Reihenfolge der glykosidisch gebundenen Zucker stets Glucose, Galaktose, N-Acetyl-Galaktosamin und Galaktose. Chemisch handelt es sich demnach bei den Gangliosiden um Sialyl-hexosyl-hexosaminylceramide. Neuraminsäurefreie Gangliosidreste werden auch Asialo-Derivate von Gangliosiden (Syn. Ceramidoligohexoside oder Ceramid-oligosaccharide, Aminoglykolipide) genannt. Als ihr wichtigster Vertreter, der zu den Cerebrosiden überleitet, kann ein Ceramid-dihexosid, das Cytolipin H (Syn. Cytosid, Lactocerebrosid, Ceramidlactosid, Lactosylceramid, Galaktosyl-glucosyl-ceramid) gelten.

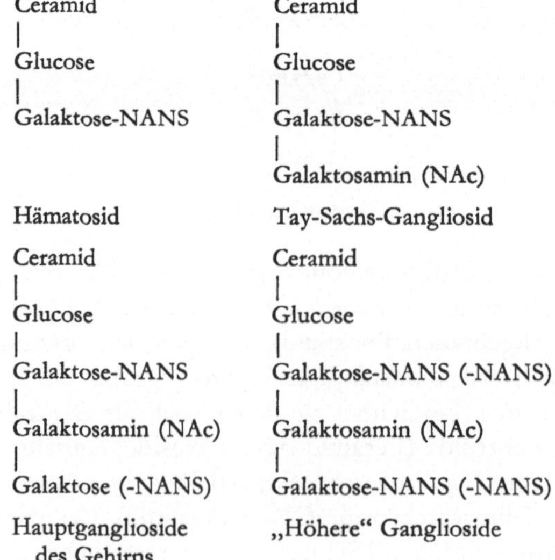

C. Untersuchungsmethoden für Liquorlipide

1. Die Lipidextraktion

Die Grundlage für alle Untersuchungen von Lipiden im Liquor ist ihre möglichst vollständige, aber auch verunreinigungsfreie Extraktion aus dem Untersuchungsmaterial. Wie die Lipidbestimmungen erfolgt die Extraktion ebenfalls vorwiegend nach Methoden, deren Brauchbarkeit sich bereits bei Untersuchungen des Serums oder der Organgewebe erwiesen hat. Eine direkte Bestimmung aus der Körperflüssigkeit, wie sie beim Serum teilweise noch möglich ist, scheitert im allgemeinen an der geringen Konzentration der Lipide im Liquor.

Die von den einzelnen Autoren angewandten Methoden unterscheiden sich daher hauptsächlich nur durch die Vorbehandlung des Nativliquors, die Art der Einengung oder Trocknung sowie durch geringe Variationen bei der Extraktionsprozedur selbst.

Für Cholesterinbestimmungen genügte ursprünglich die Extraktion des (alkalisierten) Nativmaterials mit reinem Chloroform oder Diäthyläther (AUTENRIETH u. FUNK, 1913), gelegentlich auch mit einem Alkohol-Aceton-Gemisch (1:1). Fettsäuren werden ohne Hydrolyse des Untersuchungsmaterials (freie Fettsäuren) oder nach Hydrolyse (Gesamtfettsäuren) mit Diäthyläther oder Petroläther extrahiert (siehe Fettsäurebestimmung). Die erste brauchbare Darstellung eines Gesamtlipidextraktes geht auf BLOOR (1914 und 1928) zurück, welcher eine Mischung von Äthanol und Diäthyläther im Verhältnis 3:1 benutzte. Dieses Extraktionsmittel (Bloorsche Lösung) wird auch heute noch verwendet. Wird Nativliquor als Ausgangsmaterial herangezogen, so muß mit einer mindestens 20fachen Menge an Extraktionsmittel gearbeitet werden, während für einen eingeengten oder getrockneten Liquor (Einengung in Kolloidumhülsen; Trocknung im Rotationsverdampfer, über konz. Schwefelsäure, Calciumchlorid, Phosphorpentoxyd u.a.; Gefriertrocknung) geringere Mengen ausreichen.

Einige Untersucher gebrauchen mit gutem Erfolg die von DELSAL (1944, 1954) eingeführte Extraktion mit Methylal/Methanol (4:1).

Eine gesonderte Erwähnung bedarf eine Extraktionsmethode, die von dem Arbeitskreis um TOURTELLOTTE (1959) herangezogen wurde und auf einer Extraktion der durch 10%ige Trichloressigsäure gefällten Proteolipide mit Hilfe von kaltem und heißem Äthanol beruht (vgl. ROBINS u. Mitarb., 1956). Die Überprüfung dieser Methode durch andere Autoren läßt jedoch vermuten, daß damit nicht die Gesamtmenge an Lipiden quantitativ erfaßt wird (s. u.).

Die heute gebräuchlichste Extraktionsmethode beruht auf der Verwendung von Chloroform-Methanol-Gemischen, meistens im Verhältnis 2:1, ohne oder mit nachfolgendem Waschen des Lipidrohextraktes mit Wasser bzw. Salzlösungen („Folch-Verteilung" nach FOLCH u. Mitarb., 1951 und 1957). Der Nachteil bei der Extraktion von Nativliquor ist auch hierbei das Arbeiten mit größeren Flüssigkeitsmengen, da nach der Originalmethode etwa die 19—20fache Menge an Extraktionsmittel benötigt wird. Manche Autoren benutzen aber auch geringere Mengen. Vielfach wird daher auch hierbei der Liquor, evtl. nach Dialyse, vor der Extraktion eingeengt oder getrocknet, es kann auch eine Proteinfällung z.B. mit Propanol (ALLING, 1965) vorausgehen. Beim Ausschütteln des Lipidrohextraktes mit 1/5 Vol. Wasser oder einer dünnen Salzlösung, nach welchem sich zwei Phasen bilden, ist zu beachten, daß polare Lipide (Ganglioside) zusammen mit noch vorhandenen nichtlipidalen Bestandteilen in die wäßrig-methanolische Oberphase übergehen, während alle anderen Lipide aus der Unterphase (vorwiegend Chloroform) gewonnen werden können. Da Ganglioside, soweit bisher bekannt, im Liquor nur in Spuren vorkommen, kann die auf FOLCH zurückgehende Methode unbedenklich verwendet werden, sofern nicht gerade diese Substanzen untersucht werden sollen.

Im Rahmen unserer eigenen Untersuchungen hat sich der wie folgt beschriebene Extraktions-vorgang bewährt: Die zur Verfügung stehende abgemessene Liquormenge (2—10 ml) wird nach Abzentrifugieren und evtl. Dialyse in einer Gefriertrocknungsapparatur lyophilisiert und zusätzlich im Exsiccator über Calciumchlorid und Phosphorpentoxyd getrocknet. Der flockige Rückstand wird evtl. ausgewogen und mit Chloroform/Methanol (2:1), entsprechend etwa der ursprünglichen Liquormenge, mindestens jedoch mit 10—14 ml, versetzt. Zur Erleichterung einer vollständigen Proteinfällung und Extraktion wird der Extrakt kurz auf 40 °C erhitzt und bleibt 15 min bei Zimmer-temperatur stehen. Man kann prinzipiell auch an Stelle eines Chloroform-Methanol-Gemisches Chloroform-Methanol-Wasser, etwa im Verhältnis 16:8:1 verwenden (BERNHEIMER, 1968), die Extraktion unter Erhitzen im Rückfluß vornehmen, oder den Trockenrückstand vor der Extraktion wieder in wenig Wasser aufnehmen. Es wird dann durch eine Schottglasfritte (G 3) filtriert, nach-gespült, das Filtrat abgemessen und in einen 80—100 ml fassenden Scheidetrichter mit Schliffhahn (nicht einfetten!) überführt. Das Filtrat wird schließlich mit 1/5 Vol. dest. Wasser versetzt und der Scheidetrichter etwa 3 min lang unter mehrfachem Öffnen des Hahnes hin- und hergeschwenkt bzw. geschüttelt. Beim Stehenlassen bilden sich nach ungefähr 2—4 Std eine Unterphase und eine Ober-phase aus. Erstere wird aus dem Scheidetrichter gelassen und ein zweites Mal mit einer gesondert hergestellten neuen Oberphase aus Chloroform/Methanol/0,02%iger wäßriger Calciumchloridlösung oder dest. Wasser im Verhältnis 8:4:3 (SPERRY, 1955; vgl. auch ZÖLLNER u. EBERHAGEN, 1965) entsprechend der ersten Oberphase ausgeschüttelt. Nach vollständiger Phasentrennung über Nacht oder nach Zentrifugieren wird das Lösungsmittel der gereinigten Unterphase unter Stickstoff ab-gedampft, der Lipidrückstand im Exsiccator getrocknet und ausgewogen.

Wird aus bestimmten Gründen auf den vollständigen Lipidanteil einschließlich der polaren Lipide besonderer Wert gelegt, empfiehlt sich die Reinigung des Lipid-rohextraktes (nach Extraktion mit Chloroform/Methanol) mit einem organischen Lösungsmittel durch mehrfache Reextraktion nach wiederholtem Eindampfen des Rückstandes. Neuerdings wird von uns in Anlehnung an WELLS u. DITTMER (1963) eine Reinigung an einer Sephadexsäule vorgenommen.

Man nimmt etwa 5 g Sephadex G-25 fein in 5 ml Chloroform/Methanol/Wasser (60:30:4,5) auf, beschickt eine Säule (Durchmesser etwa 0,8 cm; Höhe etwa 15 cm) und spült mit dem Lösungs-mittel nach. Die Lipide werden in 0,5—1 ml des gleichen Lösungsmittels gelöst, auf die Säule auf-getragen, dann wird mit 50 ml der gleichen Mischung eluiert. Anschließend werden weitere 25 ml Chloroform/Methanol (2:1) über die Säule geschickt. Das vereinigte Eluat wird abgedampft und ausgewogen. Gleich gute Ergebnisse werden mit einer entsprechenden Säule aus dem neuen Se-phadex LH-20 für organische Lösungsmittel erzielt. Der Vorteil hierbei liegt darin, daß eine voll-ständige Elution der Lipide mit Abtrennung aller nichtlipidalen Verunreinigungen durch *ein* Lö-sungsmittel, nämlich wasserfreies Chloroform/Methanol (2:1), erreicht wird.

Schließlich können die polaren Lipide auch aus dem Oberphasenrückstand nach Trocknung desselben erneut extrahiert werden.

Vergleichende Extraktionsversuche durch PHILLIPS u. ROBINSON (1963) mit der Präzipitationsmethode (Trichloressigsäure), der Folch-Extraktion und einer Extraktion mit Chloroform/Methanol (3:1) nach Vorbehandlung des Liquor-Trockenrückstandes mit Methanol zeigten bei letzterer Methode die geringsten Abweichungen. Allerdings waren im Extrakt noch nichtlipidale Verunreinigungen vorhanden, da dieser nicht gewaschen wurde. Nach Ausschütteln des Extraktes zeigte sich, daß bei Zimmertemperatur oder leichtem Erwärmen auch ein Teil des Lysolecithins in die Oberphase gelangte. Fällung der Proteolipide mit Trichloressigsäure und Extraktion ergab weniger Lipide, ein Befund, der von anderen Autoren bestätigt wird (PAPADOPOULOS, CEVALLOS u. HESS, 1960; FARSTAD, 1965).

Zusammenfassend sind in einem Schema die verschiedenen Möglichkeiten der Lipidextraktion des Liquors dargestellt:

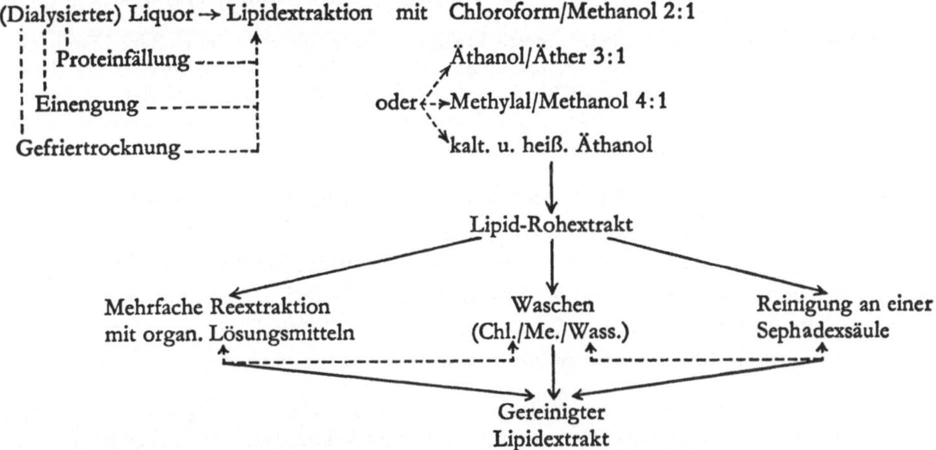

2. Die Bestimmung der Gesamtlipide

Die Bestimmung der Gesamtlipidmenge im Liquor kann *gravimetrisch* nach Herstellung eines Gesamtlipidextraktes (s. o.) erfolgen. Dabei ist exaktes Arbeiten (Trocknung bis zur Gewichtskonstanz, Beobachtung der Raumtemperaturverhältnisse usw.) unbedingt erforderlich. Bei Anwendung der Extraktionsmethode nach FOLCH bzw. SPERRY (SPERRY, 1955; SPERRY u. BRAND, 1955) sollte der Extrakt mindestens zweimal mit Wasser bzw. einer Salzlösung zur Entfernung nichtlipidaler Bestandteile ausgeschüttelt werden. Dabei muß, wie bei der Lipidextraktion beschrieben, das Abwandern stark polarer Lipide in die Oberphase berücksichtigt werden. Wegen der geringen Lipidmenge im Liquor ergibt nach eigenen Erfahrungen die gravimetrische Bestimmung allerdings erst bei der Verwendung von etwa 50 ml Ausgangsmaterial verwertbare Ergebnisse, was ihre Brauchbarkeit für Routinezwecke einschränkt. Andererseits geben die chemischen Bestimmungsverfahren auch nicht immer die wahre Lipidmenge an oder es besteht die Gefahr, daß Verunreinigungen ebenfalls in die Bestimmung mit eingehen.

Es werden noch nephelometrische, titrimetrische und colorimetrische Verfahren verwendet.

Nephelometrische (turbidimetrische) Methoden (BLOOR, 1914) finden heute kaum noch Anwendung.

BANG (1918) gibt eine Methode an, die auf der (dem Beerschen Gesetz folgenden) Oxydation der Lipide mit Chromschwefelsäure beruht, wobei das nichtverbrauchte Dichromat aus zugesetztem Kaliumjodid Jod freisetzt und dieses mit Thiosulfat *titriert* wird. Diese ursprünglich zur Bestimmung der Serumgesamtlipide beschriebene Methode wird von einer Reihe von Autoren für die Liquorlipide entsprechend modifiziert. Auf dem gleichen Prinzip beruhen die von PINCUSSEN (1928) sowie RAPPAPORT u. ENGELBERG (1932) beschriebenen Mikromethoden. RIEBELING (1939) bezeichnet den Quotienten aus dem ätherlöslichen, mit Dichromat-Schwefelsäure oxydierbaren Liquorrückstand zur Liquormenge als „Lipoidzahl".

Eine Vereinfachung der genannten Dichromatmethode ist die direkte *colorimetrische* Messung (bei 580 mμ) des reduzierten, nach Grün umschlagenden Chrom-Ions (BLOOR, 1928, 1947). Die Modifikation nach BRAGDON (1951) durch Kochen der Lipid-Chromschwefelsäure-Mischung soll noch bessere Resultate ergeben.

Zu einem aliquoten Teil des getrockneten Lipidextraktes entsprechend etwa 2 ml Liquor gibt man 1 ml Reagenz (20 g Kaliumdichromat unter Erwärmen in 1 l konz. Schwefelsäure lösen), erhitzt in einem verschließbaren Gefäß 30 min auf 100 °C, kühlt ab und setzt 4 ml dest. Wasser zu. Nach weiteren 10 min kann die Extinktion bei 580 mμ gegen eine Standardkurve abgelesen werden (ROBOZ u. Mitarb., 1958).

Ein anderes Prinzip der Dichromatoxydationsmethode ist die *gasometrische* Messung des freiwerdenden Kohlendioxyds (KIRK, PAGE u. VAN SLYKE, 1934).

Ein weiteres colorimetrisches Bestimmungsverfahren, welches auch für Liquorlipide gebraucht wird, ist die Sulfophosphovanillin-Reaktion (CHABROL u. Mitarb., 1949). In der Modifikation von ZÖLLNER u. KIRSCH (1962) ist sie nicht nur für Serum, sondern als Mikroverfahren auch für den Liquor geeignet (PILZ, 1967).

Der gereinigte und getrocknete Lipidextrakt (s. o.) aus 2 oder 3 ml Liquor wird in 0,9 ml Chloroform/Methanol (2:1) gelöst. Davon werden mit einer Mikropipette zweimal 30 μl (Doppelbestimmung) in ein Mikroreagenzgläschen aus Polyäthylen (Fa. Beckmann) pipettiert, unter Stickstoff abgedampft und mit je 20 μl konz. Schwefelsäure versetzt. Die Gläschen werden nach Verschließen 10 min bei 100° im Wasserbad erhitzt und anschließend in Wasser von Zimmertemperatur abgekühlt. Dann wird 0,5 ml Sulphophosphovanillinreagenz zugesetzt. Dieses läßt sich durch Mischen einer 0,6%igen wäßrigen Vanillinlösung mit konz. o-Phorphorsäure im Verhältnis 1:4 und Aufbewahren in einer dunklen Glasflasche herstellen. Das Mikroreagenzgläschen wird sofort mit einem Laboratoriumsmischer gut geschüttelt und bleibt 30 min, evtl. unter nochmaligem Schütteln, bei Zimmertemperatur stehen. Es entsteht ein rosa Farbton, dessen Extinktion bei 530 mμ gegen einen Lösungsmittelleerwert abgelesen wird. Da die Eichkurve nicht durch den Nullpunkt geht und auch verhältnismäßig flach verläuft, handelt es sich um eine orientierende Bestimmung der Gesamtlipide, die jedoch für Routinezwecke brauchbar ist. Der übrige Anteil des Lipidextraktes ist für eine Mikrobestimmung des Cholesterins und Lipidphosphors gedacht (s. dort).

Von SCHRAPPE u. STÖCKERT (1965) wird die Sulphophosphovanillin-Reaktion zur direkten Lipidbestimmung aus dem Liquor nach Dialyse und Gefriertrocknung benutzt.

Eine seltene Anwendung bei der Bestimmung der Gesamtlipidmenge im Liquor finden Diazofarbstoffe, die ursprünglich bei der histologischen bzw. histochemischen Technik benutzt werden. Es handelt sich um das von FRENCH (1926) eingeführte Ölrot O und um Sudanschwarz (SWAHN, 1953). Im Prinzip wird der Liquor oder Lipidextrakt auf Filterpapier aufgetragen, mit äthanolischem Farbstoff angefärbt, nachgespült und die entstandene Extinktion direkt oder nach Extraktion colorimetrisch gemessen.

3. Die Bestimmung des Cholesterins

Der Nachweis des Cholesterins gehört zu den ältesten Lipiddarstellungsverfahren überhaupt. Noch heute beschränkt man sich in der serologischen Lipiddiagnostik vielfach auf die Cholesterinbestimmung. Qualitativ läßt sich gelegentlich Cholesterin — allerdings meist nur bei hohen Konzentrationen im Liquor — *mikroskopisch* durch die typische Kristallstruktur nachweisen.

Eine alte, sehr unzuverlässige und heute nicht mehr gebräuchliche Darstellung war die *gravimetrische* Bestimmung eines Ätherextraktes nach Verseifung und Salzzusatz (RITTER, 1902).

Im Jahre 1901 berichtete RANSOM erstmals über eine Schutzkraft des Serums gegenüber der hämolytischen Wirkung von *Saponin*, die nach Ätherextraktion aufgehoben wird und von ihm auf einen Einfluß des Cholesterins — über eine Affinität zwischen dem Cholesterin -und Saponinmolekül — zurückgeführt wurde. Diese Annahme fand eine weitere Bestätigung durch die Untersuchungen von HERZ u. LANDSTEINER (1910), die ergaben, daß die antihämolytische Wirkung bei verschiedenen Ikterusformen verstärkt war. Das Prinzip dieser Methode wurde unter Zugrundelegung von Standardverdünnungsreihen zu einem halbquantitativen Verfahren für den Cholesterinnachweis ausgebaut (BOIDIN u. FLANDIN, 1911 und 1912) und fand früher auch für den Liquor Anwendung.

Fußend auf den Ergebnissen dieser Untersuchungen konnte WINDAUS (1909 und 1910) zeigen, daß eine Komplexbildung auch zwischen einem Molekül Cholesterin und einem Molekül *Digitonin* stattfindet und die neue Verbindung in Wasser, Aceton, Diäthyläther und Alkohol unlöslich ist. Durch Behandlung mit Pyridin dissoziiert der Komplex wieder. Bis heute wird dieses Verfahren zur Isolierung und quantitativen Bestimmung des Cholesterins, auch im Liquor, angewendet. Da Cholesterinester keine Digitonide bilden, kann im Untersuchungsmaterial oder Lipidextrakt zunächst das freie Cholesterin, anschließend nach Verseifung das aus den Cholesterinestern stammende Cholesterin gefällt oder colorimetrisch bestimmt werden. Für die Bestimmung des freien Cholesterins gibt man zu einem Cholesterin- oder Gesamtlipidextrakt im Überschuß eine 1%ige äthanolische (50—80%) Digitoninlösung zu, zentrifugiert, wäscht mit Aceton oder Diäthyläther mehrfach nach und trocknet das Präcipitat. Dieses kann dann direkt gravimetrisch (MAN u. PETERS, 1933), nephelometrisch oder nach Lösen in Eisessig colorimetrisch (s. u.) bestimmt werden. Das nach dem Zentrifugieren im Überstand befindliche Estercholesterin wird mit wenig 10—15%iger wäßriger, methanolischer oder äthanolischer Kalilauge verseift, mit Essigsäure neutralisiert und dann das Cholesterin wie oben beschrieben nach Digitoninfällung bestimmt (genauere Arbeitsvorschriften siehe z. B. HINSBERG u. LANG, 1957; ZÖLLNER u. EBERHAGEN, 1965). Manche Autoren verwenden anstelle des Digitonin das billigere Natigin (DELSAL, 1944, 1947, 1954).

Auf dem Prinzip der bereits bei der Darstellung der Gesamtlipide beschriebenen Dichromatoxydation beruht ein von BANG (1918, 1922) dargestelltes Verfahren. Ein Petrolätherextrakt wird mit Digitonin behandelt und das gefällte freie Cholesterin mit Chromschwefelsäure oxydiert. Auf gleiche Weise werden die Cholesterinester im Alkoholextrakt nach Verseifung bestimmt. Ähnliche titrimetrische Bestimmungen sind von MONASTERIO (1933, 1938) nach Chloroformextraktion und Digitoninfällung beschrieben worden. Die Autoren KIRK, PAGE u. VAN SLYKE (1934) messen dagegen die freiwerdende Kohlendioxydmenge des durch Digitoninfällung aus dem Bloor-Extrakt oxydierten Cholesterins.

Die von zahlreichen Autoren beschriebenen Farbmethoden, die von der Bestimmung im Serum ausgehen und für die Untersuchung des Liquors übernommen werden, lassen sich im Prinzip auf wenige colorimetrische Reaktionen zurückführen.

Bei der SALKOWSKI-Reaktion (1872) werden konz. Schwefelsäure, bei der von LIEBERMANN (1885) entdeckten und von BURCHARD (1889) weiterentwickelten Methode Essigsäureanhydrid und konz. Schwefelsäure (Liebermann-Burchard-Reagenz), bei der Reaktion nach TSCHUGAEFF (1900) Zinkchlorid sowie Acetylchlorid in Eisessig und bei der Reaktion nach LIFSCHÜTZ (1907) Eisen-III-chlorid, Eisessig und konz. Schwefelsäure verwendet. Die einzelnen Modifikationen beruhen im wesentlichen auf unterschiedlichen Extraktionsmethoden und verschiedener Behandlung bei der Farbentwicklung. Die für den Liquor verwendeten oder grundsätzlich wichtigen Modifikationen werden kurz beschrieben.

Auf der *Salkowski*-Reaktion beruht die Methode von WESTON u. KENT (1912), bei welcher nach einer Bloor-Extraktion und Verseifung die Bestimmung im Vergleich zu einer Serie von Standardlösungen durchgeführt wird.

Am häufigsten liegt den Bestimmungen die zwar nicht so empfindliche und stabile, aber einfache *Liebermann-Burchard*-Reaktion zugrunde. Eine der ältesten Anwendungen ist die Technik von GRIGAUT (1911) nach Ätherextraktion und Lösen des Lipidextraktes in Chloroform. Ähnlich sind auch die Verfahren von AUTENTRIETH u. FUNK (1913) (Chloroform- oder Ätherextraktion, evtl. nach Verseifung in einem alkalischen Milieu), von BLOOR (1916) sowie von BLOOR, PELKAN u. ALLEN (1922) (Äthanol-Ätherextraktion, evtl. nach Verseifung in einem neutralisierten Milieu). Letztere Methode läßt auch eine Digitoninfällung und damit getrennte Bestimmung von freiem und verestertem Cholesterin zu (BLOOR u. KNUDSEN, 1916; IWATSURU, 1924). Die Modifikation der Bloorschen Methode nach SACKETT (1925) soll folgende Vorteile haben: Verhinderung der Braunfärbung des Farbkomplexes, geringere Ausgangsmenge an Untersuchungsmaterial und Extraktionsmittel sowie ein geringerer Zeitaufwand.

VIVIANO u. ORUNESO (1955) füllen für die Gesamtcholesterinbestimmung im Liquor nach BLOOR 10 ml Liquor mit Äthanol/Diäthyläther (3:1) auf 50 ml auf und lassen das Gemisch 24 Std bei 0 °C stehen. Nach Schütteln und Filtrieren wird der Lipidextrakt bei 37 °C abgedampft, erneut mit Chloroform extrahiert, filtriert und der gereinigte Lipidextrakt auf 100 ml eingeengt. Dazu gibt man 2 ml Essigsäureanhydrid und 0,10 ml konz. Schwefelsäure, schüttelt, läßt die Probe 25 min bei Zimmertemperatur stehen und mißt die Extinktion bei 660 mμ.

Eine weitere Abwandlung beruht auf der Zugabe von Gips zum Untersuchungsmaterial und anschließender Extraktion mit Chloroform (MYERS u. WARDELL, 1918; KRASNOW u. ROSEN, 1928). Die Mikromethode von SCHOENHEIMER u. SPERRY aus dem Jahre 1934 (eine Modifikation ist von BRUN, 1939 beschrieben), besonders in ihrer Abänderung nach SPERRY u. WEBB (1950) ist noch bis heute verbreitet. Freies und verestertes Cholesterin werden dabei nach Äthanol/Acetonextraktion (1:1) und Digitoninfällung photometrisch gemessen.

Auch von PLAUT u. RUDY (1933) sowie von PLAUT u. PRUCKNER (1934) wurde eine Mikromethode ausgearbeitet, die von 1—2 ml Liquor ausgeht. Nach Trocknen desselben über Schwefelsäure werden die Lipide mit Chloroform/Äthanol (1:1) extrahiert, der Extrakt wird in Chloroform aufgenommen und das Liebermann-

Burchard-Reagenz zugesetzt. Die quantitative Auswertung erfolgt entweder durch Vergleich mit einer Standardreihe steigender Cholesterinmengen oder colorimetrisch (z. B. im Pulfrichschen Stufenphotometer), bessere Resultate werden dagegen durch eine lichtelektrische Auswertung der Extinktion erzielt (ROEDER, 1937a und b).

PEARSON, STERN u. McGAVACK (1953) verwenden anstelle von Schwefelsäure Toluolsulfonsäure in Kombination mit der Liebermann-Burchard-Reaktion.

Die Liebermann-Burchard-Reaktion wird zwar auch heute noch vielfach routinemäßig im klinischen Laboratorium angewendet; seit einigen Jahren setzt sich aber immer mehr die weitaus empfindlichere *Lifschütz*-Reaktion mit Eisenchlorid durch, die auch einen wesentlich stabileren Farbkomplex bildet. Diese colorimetrische Reaktion wurde zuerst von ZLATKIS, ZAK u. BOYLE (1953) wieder aufgegriffen und später weiter modifiziert (ZAK u. Mitarb., 1954). ROSENTHAL, PFLUKE u. BUSCAGLIA (1957) lösen das Eisenchlorid nicht in Essigsäure, sondern in Phosphorsäure und bekommen dadurch ein länger haltbares Reagenz. Die Zugabe von Aluminiumhydroxyd und -chlorid soll eine schnellere und intensivere Digitoninfällung bewirken (BROWN, ZLATKIS, ZAK u. BOYLE, 1954).

Von uns wurde eine Mikromethode zur Cholesterinbestimmung ausgearbeitet, welche auf einer Bestimmung mit dem Eisenchloridreagenz beruht. Je zweimal 150 µl (Doppelbestimmung) aus 0,9 ml Lipidextrakt von 2 oder 3 ml Liquor (s. auch Gesamtlipid- und Phosphatidbestimmung) werden in einem Glasteströhrchen unter Stickstoff abgedampft, mit 120 µl Eisessig versetzt (60 µl-Pipette) und die Gläschen sofort mit einem Laboratoriumsmischer geschüttelt. Dann werden 80 µl des Eisenchloridreagenzes zugefügt. Dieses wird hergestellt, indem 1 ml einer 10%igen Eisen-III-chloridlösung in Eisessig mit konz. Schwefelsäure auf 100 ml aufgefüllt wird. Nach der Zugabe des Farbreagenzes wird das Gläschen erneut mit dem Laboratoriumsmischer geschüttelt, bleibt eine Stunde stehen, danach wird die entstandene Extinktion gegen einen Leerwert bei 560 mµ gemessen.

Die *fluorometrische* Mikrobestimmung des Cholesterins (0,1 bis 10 µg) nach ALBERS u. LOWRY (1955) geht von einem Äthanolextrakt nach Trichloressigsäurefällung der Proteolipide aus. Der Lipidextrakt wird in 150 µl einer Trichloräthan-Essigsäureanhydrid-Mischung (5:1) gelöst, zusätzlich mit 6 µl konz. Schwefelsäure versetzt und gemischt. Nach 1—2 Std kann die fluorometrische Messung bei 546 bis 590 µm erfolgen.

Die Einführung *chromatographischer Verfahren* führt auch zur entsprechenden Anwendung für die Abtrennung und Bestimmung des Cholesterins im Liquor. Säulenchromatographische Methoden gehen entweder auf die Verwendung von Kieselsäure (BORGSTRÖM, 1952b; FILLERUP u. Mead, 1953; HIRSCH u. AHRENS, 1958) oder Aluminiumoxyd (TRAPPE, 1942a und b; HESS, 1947) zurück. Für die Elution des veresterten Cholesterins finden dabei Tetrachlorkohlenstoff, Benzol, Diäthyläther-Petroläther- oder Äthanol-Petroläther-Gemische (2:3); für die nachfolgende Elution des freien Cholesterins Chloroform oder Chloroform-Diäthyläther-Gemische Verwendung. Eine auf die Technik von BORGSTRÖM zurückgehende säulenchromatographische Mikromethode für Liquor, mit der noch 1 µg Cholesterin nachweisbar ist, wird von SHIN u. Mitarb. (1961, 1962 und 1963) beschrieben. Die Autoren betonen, daß durch die säulenchromatographische Isolierung des Cholesterins andere farbgebende Substanzen in Chloroform-Methanol- oder Aceton-Äthanol-Extrakten abgetrennt werden können.

Etwa 12 ml Liquor werden mit Chloroform/Methanol (2:1) extrahiert und der Lipidextrakt wird in 0,5 ml Chloroform auf eine Kieselsäuresäule aufgegeben (160 mg aktivierte Kieselsäure,

100—200 mesh, für eine Säule von 3 mm Durchmesser; dafür kann eine 2 ml-Pipette Verwendung finden). Die Abtrennung des Gesamtcholesterins von den anderen Lipiden erfolgt mit 1 ml Chloroform, es kann auch verestertes und freies Cholesterin getrennt mit Petroläther/Diäthyläther (24:1) bzw. Chloroform eluiert werden. Die mikrocolorimetrische Cholesterinbestimmung wird durch Zugabe von 400 µl Eisessig und 350 µl Eisenchlorid/Schwefelsäurereagenz zum Eluat sowie kurzfristiges Erhitzen erreicht.

Die *papierchromatographische* Trennung von Cholesterin und Cholesterinestern an kieselsäureimprägniertem Filterpapier mit Äthanol-Isooctan-Mischungen kann nach DIECKERT u. REISER (1956a) erfolgen.

Die *dünnschichtchromatographische* Untersuchung von Cholesterin wird gesondert im Rahmen einer allgemeinen Darstellung der Dünnschichtchromatographie von Lipiden besprochen.

4. Die Bestimmung der Phosphatide

Ziemlich ungenaue Werte ergibt das alte *titrimetrische* Verfahren von BANG (1918, 1922), bei welchem nach Verseifen eines Äthanolextraktes und Petrolätherextraktion eine Dichromatoxydation und jodometrische Titration der übrigbleibenden Chromsäure durchgeführt wird. Phosphatide und Fettsäuren sind dabei nämlich nicht zu trennen. Historisches Interesse hat auch die alte *nephelometrische* Methode von BLOOR (1921), bei welcher der Äthanol-Diäthylätherextrakt mit einem Schwefel- und Salpetersäuregemisch verascht und die Nephelometrie nach Präcipitation mit Strychninmolybdat angeschlossen wird. Die *manometrische Messung* der Kohlendioxydmenge nach Dichromatoxydation des Molybdatkomplexes wird von KIRK, PAGE u. SLYKE (1934) empfohlen.

Die eigentliche Bestimmung der Phosphatide beruht im Prinzip auf der Darstellung von Phosphor in *veraschten* Lipidextrakten (Lipid-P) des Untersuchungsmaterials durch Umsetzung zu Phosphomolybdänsäure. Dieses kann zu einem blauen Farbstoff reduziert werden, der *colorimetrisch* bestimmt wird. Die einzelnen Verfahren unterscheiden sich hauptsächlich durch die Anwendung verschiedener Extraktions-, Veraschungs- und Reduktionsprozeduren.

Als *Reduktionsmittel* für die Herstellung des blauen Molybdatkomplexes dienen Natriumferrocyanid (TISDAL, 1922; KRASNOW u. ROSEN, 1928) Hydrochinonbisulfit (BENEDICT u. THEIS, 1924; YOUNGBURG, 1927; DELSAL, 1947), Zinnchlorid (KUTTNER u COHEN, 1927; YOUNGBURG u. YOUNGBURG, 1930), Aminonaphtholsulfonsäure (FISKE u. SUBBAROW, 1925; MAN u. PETERS, 1933), Amidol (KORNERUP, 1950) und Ascorbinsäure (LOWRY u. Mitarb., 1954).

Eine heute viel gebrauchte Modifikation der Fiske-Subbarow-Methode beruht auf der Veraschung des Lipidextraktes mit 10n Schwefelsäure und Perhydrol bei 160°, wobei Verluste an Schwefelsäure und Substanz — im Gegensatz zur sonst üblichen Veraschung bei der Siedetemperatur der betreffenden Säure — und damit eine Extraktionsbeeinflussung vermieden werden (BARTLETT, 1959).

Von uns wurde eine Mikromethode zur Bestimmung der Gesamtphosphatidmenge im Liquor verwendet, bei der mit Perchlorsäure (KING, 1932) feucht verascht wird und die Bestimmung nach FISKE und SUBBAROW in Anlehnung an JATZKEWITZ (1964) erfolgt.

Je zweimal 250 µl des Lipidextraktes (Doppelbestimmung) aus 2 oder 3 ml Liquor, gelöst in 0,9 ml Chloroform/Methanol (s. auch Gesamtlipid- und Cholesterinbestimmung), werden mit einer Mikropipette in ein Glasteströhrchen überführt, unter Stickstoff abgedampft und der Rückstand mit 60 µl 60%iger Perchlorsäure versetzt. Die Veraschung erfolgt in einem Heizblock, über dem ein automatisch pendelnder Warmluftfön angebracht ist, der einen Siedeverzug in den Gläschen verhindert. Der Block wird allmählich auf 170—180 °C erhitzt, bleibt 30 min bei dieser Temperatur stehen, dann werden die Gläschen mit Glaskörpern abgedeckt und 1 Std unter dem kalten Fön auf 200 °C erhitzt. Danach gibt man unter Eiskühlung 20 µl 2,5%ige Ammoniummolybdatlösung, 30 µl 0,067%ige Aminonaphtholsulfonsäure und 100 µl bidest. Wasser zu. Die Aminonaphtholsulfonsäure-lösung wird folgendermaßen hergestellt: 20 mg Aminonaphtholsulfonsäure, 40 mg Natriumsulfit und 1,095 g Natriumpyrosulfit werden in 30 ml bidest. Wasser gelöst und, ebenso wie die Ammoniummolybdatlösung, in einer braunen Glasflasche aufbewahrt. Nach der Zugabe der Reagentien werden die Glasröhrchen mit Mikro-Polyäthylenstopfen (Fa. Beckman) fest verschlossen, in die Öffnungen einer Schüttelvorrichtung eingebracht und 30 min lang bei 90 °C im Ultrathermostaten geschüttelt. Nach Abkühlung in Eiswasser wird die entstandene blaue Extinktion bei 650 mµ gegen einen Leerwert gemessen.

Der Versuch, einzelne Phosphatide durch *Lösungsmittelfraktionierung* getrennt zu bestimmen, führt in der Regel nicht zur exakten Abtrennung, sondern höchstens zu einer Anreicherung dieser Substanzen. THANNHAUSER u. Mitarb. (1936 und 1939) bestimmen einzelne Phosphatide durch Fällung als Reineckat. Sphingomylin kann beispielsweise als acetonlösliches Reineckat abgetrennt werden (gravimetrische Messung oder Phosphorbestimmung).

Die Mikromethode von ROBINS u. Mitarb. (1936 und 1939) zur Erfassung einzelner Phosphatide beruht im Prinzip auf der Behandlung des Lipidextraktes mit kaltem Alkali zur Hydrolyse der Nichtsphingolipide. Anschließend wird eine milde saure Hydrolyse durchgeführt. Die säurelöslichen Sphingolipide gehen nach einer Extraktion mit wassergesättigtem Hexanol in die Hexanolphase über, der säurelösliche Phosphor verbleibt in der wäßrigen Phase. Die Durchführung der FDB-Reaktion (Fluorodinitrobenzol) ergibt Kephalin, die Durchführung einer Phosphorbestimmung Kephalin und Lecithin. Daraus wird die Lecithinmenge durch Subtraktion von Kephalin berechnet. Sphingomyelin ergibt sich durch eine Phosphorbestimmung im Hexanolextrakt. Die Gesamtphosphatide lassen sich danach auch als Summe von Kephalin, Lecithin und Sphingomyelin auffassen.

Die Plasmologene können unter Benutzung des Schiffschen Reagenzes (fuchsin-schweflige Säure) und colorimetrischer Messung nach FEULGEN (1927, 1951) bestimmt werden.

Das beste Verfahren zur Darstellung der Gesamtphosphatide, besonders aber einzelner Phosphatidfraktionen, ist die Chromatographie in Form der Säulen-, Papier- oder Dünnschichtchromatographie. BORGSTRÖM (1952a) konnte die Gesamtphosphatide mit Chloroform und Methanol (an einer Kieselsäuresäule) vom Neutralfett und den Fettsäuren abtrennen. PHILLIPS (1958) isoliert und bestimmt nach dem gleichen Prinzip (Kieselsäure Mallinckrodt 100 mesh, 18 Std bei 110—120 °C aktiviert) die Phosphatide durch Elution mit Chloroform, methanolhaltigen Chloroform-mischungen und Methanol mit Wasserzusatz. Die Trennung an Kieselsäure-Celit-säulen mit Methylenchlorid, Aceton, Methanol/Methylenchlorid und Methanol wird von NELSON u. FREEMAN (1959) durchgeführt. Eine Mikromodifikation der Säulen-chromatographie nach BORGSTRÖM bzw. NELSON und FREEMAN ist die bereits bei der Cholesterinbestimmung genauer beschriebene Methode von SHIN (1962), bei der nach der Elution des Cholesterins mit Petroläther, Diäthyläther/Petroläther und

Chloroform die Phosphatide durch 2 ml Methanol abgetrennt und nach BARTLETT (s. o.) colorimetrisch bestimmt werden.

Papierchromatographische Verfahren, die auch für die Liquoruntersuchung Anwendung finden, sind mehrfach beschrieben worden. An kieselsäureimprägniertem Glasfaser-Filterpapier lassen sich mit Methanol/Diäthyläther (1:1) Lecithin, Lysolecithin, Sphingomyelin und Colaminkephalin trennen (DIECKERT u. REISER, 1956b). Kieselsäureimprägniertes Filterpapier und als Laufmittel Diisobutylketon/Eisessig/Wasser (40:25:5) verwenden MARINETTI u. Mitarb. (1956 und 1957). HACK (1961) benutzt als Laufmittel Dimethylheptanon, AMELUNG u. BÖHM (1954) wassergesättigtes Phenol. Eine ähnliche Methode geht auf REED, SWISHER, MARINETTI u. EDEN (1960) zurück. Durch Ausschneiden der einzelnen Phosphatidflecken, Extraktion und Phosphorbestimmung lassen sich auch quantitative Ergebnisse erzielen. Zur Identifizierung und Bestimmung von Phosphatiden ist auch die Papierchromatographische Trennung der hydrolytischen Spaltprodukte brauchbar (DAWSON, 1960).

Die *dünnschichtchromatographische* Untersuchung der Phosphatide wird in einem gesonderten Kapitel beschrieben.

5. Die Bestimmung der Glykolipide

Der Nachweis von Glykolipiden wird vorwiegend durch eine Zuckerbestimmung im Lipidextrakt mit alten bewährten Methoden versucht. Hier ist besonders die Bestimmung nach HAGEDORN u. JENSEN (1923a u. b), auch in ihrer Modifikation nach KIMMELSTIEL (1929) und KIRK (1938) zu nennen, die auf der titrimetrischen Reduktionsmessung (Reduktion von Ferri- zu Ferrocyankalium und jodometrische Bestimmung des überschüssigen Eisen-III-Komplexes) eines mit Zinkhydroxyd enteiweißten Blutfiltrates beruht.

Ein etwas umständliches, aber als Mikromethode geeignetes Verfahren (ROBINS u. Mitarb., 1956) geht von einer alkalischen und milden sauren Hydrolyse des Lipidextraktes aus, welche von einer Extraktion mit wäßrigem Hexanol (SCHMIDT, 1946) gefolgt ist. Alle Sphingolipide (Glykolipide und Sphingomyelin) gehen nach Zentrifugieren in die Hexanolphase über, während die Hydrolyseprodukte der Cholinphosphatide (s. dort) in der wäßrigen Phase verbleiben. Nach stärkerer saurer Hydrolyse der Hexanolphase wird eine Bestimmung der freien Aminogruppen mit *Fluorodinitrobenzol* durchgeführt. Nach Abzug der durch eine Phosphorbestimmung ermittelten Sphingomyelinmenge erhält man den Anteil für die Nichtphospho-Sphingolipide, also Glykolipide.

Eine weitere Auftrennung in verschiedene Glykolipidtypen (Cerebroside, Sulfatide, Ganglioside) ist durch *chromatographische* Verfahren möglich. Die Abtrennung einer Rohcerebrosidfraktion kann nach LONG und STAPLES (1961) bzw. BERNHARD u. Mitarb. (1962) säulenchromatographisch an Aluminiumoxyd durch Chloroform/Methanol (1:1) und Gradientenelution mit allmählicher Zunahme des Wassergehaltes einer Chloroform-Methanol-Wasser-Mischung erfolgen. Ähnliche Ergebnisse erhält man durch Elution von Neutralfetten und Cholesterin an desaktiviertem Florisil aus einem Gesamtlipidextrakt mittels Diäthyläther und nachfolgendem Auswaschen der Rohcerebroside und (Sulfatide) mit Chloroform/Methanol (4:1) (KISHIMOTO u. RADIN, 1959; HAJRA u. RADIN, 1962).

Wir gehen zur Anreicherung einer Rohcerebrosidfraktion aus einem Liquorlipidextrakt folgens dermaßen vor: 4 g Florisil werden bei 60 °C 15 Std aktiviert und anschließend durch 15stündige Schütteln mit 1 ml dest. Wasser entaktiviert. Dieses entaktivierte Florisil wird mit Diäthyläther in eine Säule von ca. 0,6—0,8 cm Durchmesser eingefüllt und der Lipidextrakt, ebenfalls in Diäthyläther, aufgegeben. Mit 50 ml Diäthyläther werden Cholesterin und Neutralfette, mit 150 ml Cholesterin/Methanol (4:1) die Rohcerebroside (welche auch die Sulfatide enthalten) und mit 50 ml wassergesättigtem Cholesterin/Methanol (2:1) die restlichen Lipide, vor allem Phosphatide, eluiert.

Die weitere Auftrennung der Cerebroside und Sulfatide wird mittels Gradienten elution an Kieselsäure mit Chloroform und zunehmender Methanolkonzentration durchgeführt. Neben der *Papierchromatographie* erlangt zur Differenzierung der Glyko lipide die *Dünnschichtchromatographie* zunehmende Bedeutung (siehe Seite 19). Ganglio side werden häufig als (Lipid-)Neuraminsäure erfaßt, welche beispielsweise nach Oxydation mit Natriumperjodat in konz. Phosphorsäure und Extraktion mit Cyclo hexanon zusammen mit Thiobarbitursäure einen Farbkomplex ergibt, welcher colori metrisch erfaßt werden kann (WARREN, 1959; SAIFER u. GERSTENFIELD, 1962).

6. Die Bestimmung der Neutralfette

Die Bestimmung der Neutralfette erfolgt in den wenigsten Fällen in direkter Weise. Meistens wird mit einer der früher geschilderten Methoden die Gesamtlipid menge ermittelt und davon der Anteil der Phosphatide und des Gesamtcholesterins abgezogen. Diese Berechnung führt naturgemäß auch zu einer Erfassung anderer, in geringer Menge vorkommender Lipidanteile („Spurenfette") zusammen mit den eigentlichen Neutralfetten. Solche Berechnungen sind z. B. von BANG (1918, 1922), BRAGDON (1951), SWAHN (1953) und TOURTELLOTTE (1958) ausgeführt worden. Besser ist die Darstellung der Neutralfette (Glyceride) im Rahmen der Auftrennung eines Lipidextraktes mit Hilfe der Säulen-, Papier- (DIECKERT u. REISER, 1956a) und Dünnschichtchromatographie. Letztere ist an anderer Stelle ausführlich beschrieben. BORGSTRÖM (1952a und b) konnte an Kieselsäuresäulen Neutralfette von den Phos phatiden bzw. Glyceride vom Cholesterin abtrennen.

7. Die Bestimmung der Fettsäuren

Bei der Bestimmung der Fettsäuren im Liquor muß zwischen den freien, den ver esterten und den Gesamtfettsäuren unterschieden werden. Ältere Verfahren beruhen vorwiegend auf der Darstellung der Gesamtfettsäuren. Dabei gibt es prinzipiell nach Verseifung eines Gesamtlipidextraktes und Diäthylätherextraktion der Fettsäuren die Möglichkeit der gravimetrischen, nephelometrischen, titrimetrischen und colori metrischen Bestimmung.

Das alte Verfahren von BANG (1918) geht von einem verseiften Lipidextrakt aus, in dem die Fettsäuren durch Oxydation mit Chromschwefelsäure und Jodometrie, wie früher beschrieben, bestimmt werden. Nach Dichromatoxydation kann aber auch eine *colorimetrische* Reaktion erfolgen (BLOOR, 1947).

Kurzkettige Carbonsäuren wie z. B. Buttersäure, kön nen nach KLINC (1934) durch Wasserstoffsuperoxyd in Gegenwart von Ferriammoniumsulfat als Katalysator zu Aceton und Acetaldehyd oxydiert und die Produkte ebenfalls jodometrisch erfaßt werden. Daneben gibt es die Möglichkeit der colorimetrischen Bestimmung eines

Eisenhydroxamat-Komplexsalzes durch Versetzen von Hydroxamsäuren (veresterte Fettsäuren und Hydroxylamin) mit einem Eisen-III-salz (FEIGL u. Mitarb., 1934) (vgl. quantitative Dünnschichtchromatographie), die Hydroxamsäuren können aber auch durch Papierchromatographie getrennt werden.

Neben einer nicht mehr gebräuchlichen *nephelometrischen* Methode (BLOOR, PELKAN u. ALLEN, 1922) beschreibt BLOOR (1923) ein *gravimetrisches Verfahren*, bei welchem nach Verseifung mit Natronlauge, Ansäuren mit konz. Salzsäure und Diäthylätherextraktion die Menge der Fettsäuren durch Auswiegen ermittelt wird. MAN u. GILDEA (1932) gehen ebenfalls von einer Alkohol-Ätherextraktion aus, an die sich eine Verseifung anschließt. Nach Fällung mit Salzsäure in der Kälte werden die Fettsäuren mit 0,02n Natronlauge gegen Phenolphtalein oder Thymolblau *titriert*.

Für die Untersuchung der freien Fettsäuren wird von DOLE (1956) eine einfache Methode angegeben, bei der eine Extraktion des zu untersuchenden Materials mit Isopropanol/Heptan/1 n Schwefelsäure (40:10:1) durchgeführt und durch eine weitere Zugabe von Heptan und Wasser eine Phasentrennung erreicht wird. Die Fettsäuren gehen dabei in die Heptanoberphase und werden mit 0,018n Natronlauge gegen Thymolblau titriert. Spätere Untersuchungen (u. a. von TROUT u. Mitarb., 1960) zeigten jedoch, daß auch Phosphatide in die Oberphase gehen und das Ergebnis verfälschen, so daß eine Modifikation notwendig war. Hierbei wird die Heptanphase mit 0,05%iger wäßriger Schwefelsäure gewaschen und als Indikator Nilblau A benutzt. Die Bestimmung der veresterten Fettsäuren wird auch mit den eben beschriebenen und im folgenden dargestellten Methoden an aufgetrennten Lipidklassen durchgeführt.

Auch für die Fettsäurebestimmung gilt, daß erst mit dem Aufkommen *chromatographischer* Verfahren ein echter methodischer Fortschritt erzielt wurde. Neben der Säulen-, Papier- und Dünnschichtchromatographie sind besonders der Gas-(Flüssigkeits-)Chromatographie wesentlich neue Aufschlüsse zu verdanken.

Die Säulenchromatographische Abtrennung der Fettsäuren von den Phosphatiden, Neutralfetten und Cholesterin kann mit der bereits mehrfach erwähnten Kieselsäurechromatographie nach BORGSTRÖM (1952a und b) erfolgen.

Eine papierchromatographische Auftrennung von unhydrierten und hydrierten Fettsäuren aus verschiedenen Lipidfraktionen wird an undecanimprägniertem Filterpapier mit Eisessig/Acetonitril/Undecan (90:10:3) erreicht.

Von TUNA, RECKERS u. FRANTZ (1958) werden die Fettsäuren zunächst durch Gegenstromverteilung (fortlaufende Trennung einer in einer stationären Phase gelösten Substanz durch eine mobile Phase mit Hilfe einer automatisch arbeitenden Verteilungsbatterie) (CRAIG, 1944) getrennt und dann papier- und gaschromatographisch weiter bestimmt.

Alle für die Untersuchung von Liquorfettsäuren benutzten gaschromatographischen Methoden gehen auf die Arbeiten von JAMES und MARTIN (1952, 1956) zurück. Das in einen dampfförmigen Zustand gebrachte Fettsäure- bzw. meistens Fettsäuremethylestergemisch wird im Prinzip zwischen einem Trägergas und einem imprägnierten Säulenfüllmaterial verteilt. Auf Einzelheiten kann in diesem Zusammenhang nicht eingegangen werden. Es wird auf die genannten Einzelarbeiten bzw. auf zusammenfassende Darstellungen (JAMES, 1960; ZÖLLNER u. EBERHAGEN, 1965) verwiesen.

Zur Dünnschichtchromatographie von Fettsäuren siehe Seite 24.

8. Die dünnschichtchromatographische Untersuchung von Lipiden

a) Allgemeine Ausführungen:

Dünnschichtchromatographie ist die Trennung eines Substanzgemisches an dünnen Schichten eines Sorptionsmittels (stationäre Phase) mit einem Fließmittel (mobile Phase). Je nach den dabei auftretenden Verteilungs- und Adsorptionskräften zwischen Substanz, Sorptions- und Fließmittel bilden sich auf der Dünnschichtplatte verschiedene Substanzbanden oder -flecken aus. Die dünne Trennschicht stellt sozusagen eine „offene Säule" dar. Das Verhältnis der Wanderungsstrecke eines chemisch definierten Stoffes zur Fließmittelfront wird als RF-Wert bezeichnet. Er ist eine empirisch ermittelte Größe, welche jedoch für Vergleichszwecke erhebliche Bedeutung hat.

Nach der Einführung der Dünnschichtchromatographie durch STAHL (1956, 1958a und b, 1959) fand diese Methode bald für organische und anorganische Stoffe eine universelle Anwendung, und sie ist als Analyseverfahren nicht mehr wegzudenken.

Die Dünnschichtchromatographie bedeutet, wie alle chromatographischen Verfahren, für die Untersuchung von Lipiden einen erheblichen Fortschritt. Die Anfertigung von Standardausrüstungen durch verschiedene Firmen erleichtert zudem ihre routinemäßige Anwendung auch in kleineren Laboratorien. Folgende Eigenschaften führten dazu, daß die Dünnschichtchromatographie die Papierchromatographie auf vielen Gebieten abgelöst hat:

geringe Ausbreitung der Substanzflecken und damit größere Trennschärfe;

verhältnismäßig kurze Laufstrecke und damit kurze Laufzeit;

Möglichkeit des Nachweises von Spurenkomponenten;

Möglichkeit der hohen Maximalbeladung, welche auch präparatives Arbeiten erlaubt (vgl. HALPAAP, 1963);

Verwendung spezifischer Sprühreagentien zur qualitativen Differenzierung von Substanzflecken (siehe Seite 28);

Möglichkeit der Anwendung radioaktiv markierter Substanzen (SNYDER u. STEPHENS, 1962; SCHULZE, u. WENZEL 1962; SANDHOFF, PILZ u. JATZKEWITZ, 1964; LEVIN u. HEAD, 1964) und der Autoradiographie (BLANK, SCHMITT u. PRIVETT, 1964; LANDS u. HART, 1964; ERISMAN, 1965; PRITCHARD, 1966);

Möglichkeit der Dokumentation des Chromatogramms (siehe Seite 32);

Möglichkeit der weiteren Untersuchung von Substanzen nach dünnschichtchromatographischer Auftrennung (z.B. Fettsäureanalyse einzelner Lipide: vgl. MALINS u. MANGOLD, 1960; VIOQUE u. HOLMAN, 1962; BOWYER, LEAT, HOWARD u. GRESHAM, 1963; DOBIASOVA, 1963; NICHMAN, SWEELEY, OLDHAM u. OLSON, 1963; PRIVETT u. BLANK, 1963; ENG, LEE, HAYMAN u. GERSTL, 1964; FUHRMANN, 1964; DÜNN u. ROBSON, 1965; PARKER u. PETERSON, 1965; SAHASRABUDHE, 1965; OETTE u. DOSS, 1968); Kombination mit Elektrophorese, Molekularsiebtrennung, Spektrographie bzw. Massenspektrographie oder -metrie, Polarographie u. a.

Diese Eigenschaften und die Bedeutung der Dünnschichtchromatographie für die Untersuchung von Lipiden lassen auch in Zukunft von dieser Mikromethode für die Liquorlipidforschung noch am ehesten neue Ergebnisse und Erkenntnisse erwarten, insbesondere seitdem die Möglichkeit besteht, die Dünnschichtchromatographie mit anderen Analyseverfahren (Gaschromatographie) zu kombinieren. Es ist daher gerechtfertigt, das Verfahren in einem gesonderten Kapitel und ausführlicher als die anderen Methoden darzustellen, wobei allerdings im Rahmen dieser Arbeit vielfach nur eine Aufzählung vorhandener Möglichkeiten und Literaturhinweise gegeben werden können.

Neben den für die Untersuchung von Lipiden geläufigen Lösungsmittelsystemen (Laufmitteln) werden die Sprühreagentien besprochen und schließlich die Möglichkeiten der quantitativen Auswertung von Lipid-Dünnschichtchromatogrammen erörtert. Einzelheiten über die Arbeitstechnik sowie die Herstellerfirmen von Geräten, Chemikalien und Sorptionsmitteln sind den Standardwerken über Dünnschichtchromatographie (STAHL, 1967; RANDERATH, 1965) zu entnehmen. Für die Untersuchung von Lipiden wird als Adsorbens im allgemeinen Kieselgel verwendet, welches nach Mischen mit Wasser im Verhältnis 1:2 (Gew./Vol.) mit Hilfe eines Ausstreichgerätes auf Glasplatten ausgestrichen wird. Die regulierbare Schichtdicke beträgt dabei zwischen 250 und 500 μ. Zum einfachen Kieselgel G werden von einigen Autoren folgende Zusätze gegeben:

Natriumborat (HORROCKS, 1963; YOUNG u. KANFER, 1965; KEAN, 1966);

Natriumcarbonat (BIEZENSKI, 1964; SKIPSI, PETERSON u. BARCLAY, 1964);

Natronlauge (HORROCKS, 1963; CHRISTIAN, JAKOVCIC u. YI YUNG HSIA, 1964; KOMAREK, JENSEN u. PICKETT, 1964);

Ammoniumsulfat (MANGOLD u. KAMMERECK, 1962; HORROCKS, 1963);

Magnesiumsilikat (ROUSER, GALLI u. LIEBER, 1964; BROEKHUYSE, 1969);

Natriumacetat oder Oxalsäure (HORROCKS, 1963).

Für die dünnschichtchromatographische Auftrennung von Lipiden wird anstelle Kieselgel auch selten Aluminiumoxyd verwandt (VACIKOVA, FELT u. MALIKOVA, 1962).

Nach Lufttrocknen der Schicht werden die Platten bei 105—110 °C 30—180 min lang aktiviert und in einem Trockenbehälter über Blaugel oder Calciumchlorid aufbewahrt. Die punkt- oder strichförmige Applikation (1—2 cm breit) eines Lipidgemisches erfolgt nach Lösen desselben in einem organischen Lösungsmittel am zweckmäßigsten mit Hilfe einer Pipette 1,5—2 cm vom unteren Plattenrand entfernt. Es gibt jedoch auch automatische Auftragsgeräte, die besonders für quantitatives Arbeiten erforderlich sind (WÄSSLE u. SANDHOFF, 1968; STAHL u. DUMONT, 1969). Die mittlere Beladung der Kieselgelschicht liegt bei etwa 100—200 μg/cm, es werden jedoch auch Mengen bis zu 3 mg/cm an Gesamtextrakt bei noch guter Trennung aufgebracht.

Beimengungen von anorganischen oder organischen Verunreinigungen im Lipidextrakt stören die Chromatographie kaum, was besonders für eine nachfolgende quantitative Auswertung (z.B. Phosphorbestimmung) wichtig ist. Es kann daher sogar die Reinigung des Rohlipidextraktes entfallen, da die dünnschichtchromatographische Auftrennung mit einer gleichzeitigen Extraktion verbunden ist, wie die Auswertung direkt auf die Kieselgelschicht aufgebrachten Organgewebepulvers (JATZKEWITZ, 1964; PILZ u. MEHL, 1966), von Gewebeschnitten (CURRI, RASO u. ROSSI, 1964) oder vom Serum (BADZIO u. BOCZON, 1966) gezeigt hat.

Nachdem das Substanzgemisch aufgetragen ist, wird die Platte in eine Trennkammer mit dem ausgewählten Fließmittel gestellt und durch aufsteigende, in Ausnahmefällen auch absteigende oder zweidimensionale Chromatographie entwickelt. Die Laufmittel können nach ihrer eluierenden Wirkung in einer sog. „eluotropen Reihe" geordnet werden (z.B. Hexan über Tetrachlorkohlenstoff, Chloroform,

Pyridin, Äthanol und Methanol bis Wasser). Für manche Trennungen ist eine Kammersättigung mit dem Laufmittel notwendig, welches durch Auskleiden der Kammer mit Filterpapier erreicht wird. Polare Lipide (solche mit hydrophilem Charakter) haben einen kleinen RF-Wert, also eine kurze Laufstrecke. Je apolarer (hydrophober, lipophiler) ein Lipid ist, um so schneller wandert es mit dem Fließmittel. Ganglioside bleiben daher beispielsweise bei ausgesprochen lipophilen Lösungsmittelsystemen in der Nähe des Startpunktes liegen, während Neutralfette mit oder fast mit der Lösungsmittelfront wandern.

Eine Reihe von Laufmitteln ermöglicht die Herstellung eines Übersichtschromatogrammes über vorhandene Lipide, daneben gibt es Fließmittel für besondere Lipidklassen oder -gruppen. Ein dünnschichtchromatographisches Gradientenverfahren wurde von HONEGGER (1964) und von NIEDERWIESER (1966) entwickelt.

Nach dem Trennvorgang wird die Kieselgelschicht getrocknet und kann anschließend mit einem Sprühreagens angesprüht werden.

b) Lösungsmittelsysteme für dünnschichtchromatographische Trennungen

1. Lösungsmittelsysteme für Übersichtschromatogramme:

Ein komplexes Lipidgemisch läßt sich in den meisten Fällen nicht auf einmal in alle Einzelkomponenten auftrennen. Es gibt aber Lösungsmittelsysteme, welche wenigstens gestatten, einen Überblick über vorhandene Lipide zu gewinnen und auch wichtige Phosphatide, Glykolipide und neutrale Lipide zu isolieren.

In eigenen Untersuchungen hat sich das von JATZKEWITZ (1964) eingeführte Doppelsystem bewährt, welches auch von anderen Autoren angewandt wurde (JATZKEWITZ, PILZ u. HOLLÄNDER, 1964; PILZ, 1964; PILZ u. FRICK, 1965; PILZ, SANDHOFF u. JATZKEWITZ, 1966; LINDLAR u. BINGAS, 1965; LINDLAR u. GÜTTLER, 1966; ZAHLER, 1967): Zunächst läßt man Chloroform/Methanol/Wasser 73:28:4,5 etwa 19 cm über die Platte laufen und schickt nach dem Trocknen ein zweites Lösungsmittel, nämlich n-Propanol/konz. Ammoniaklösung/Wasser 80:8:12 (8 bis 8,5 cm) hinterher. Von der Lösungsmittelfront bis zum Start sind folgende Lipidflecke zu erkennen: Neutrallipide (Triglyceride und Cholesterinester) freies Cholesterin, zwei Cerebrosidflecken (Kerasin- und Cerebron), Colaminkephalin, zwei Sulfatidflecken (Kerasin- und Cerebronschwefelsäureester), Lecithin, Sphingomyelin (oft als Doppelfleck), Lysolecithin und Ganglioside. Ähnliche Ergebnisse bringen die beiden Systeme Chloroform/Methanol/Wasser 70:30:50 und n-Propanol/konz. Ammoniaklösung/Wasser 80:10:10 bzw. n-Propanol/konz. Ammoniaklösung 39:11 (PAYNE, 1964). Bei einem hohen Anteil an Neutrallipiden, wie im Serum und Liquor, kommt es vor, daß sich diese mit dem freien Cholesterin überlappen, was besonders für eine quantitative Auswertung störend ist. Es empfiehlt sich daher, neben dem genannten Doppelsystem auf einer zweiten Dünnschichtplatte ein Chromatogramm mit einer der unten beschriebenen Petroläther/Diäthyläther/Eisessig-Mischungen herzustellen, auf welchem sich verestertes Cholesterin, Triglyceride, Diglyceride, freies Cholesterin, Fettsäuren sowie Gesamtphosphatide und Glykolipide darstellen.

GLOSTER u. FLETCHER (1966) teilten ein anderes Doppelsystem mit, welches ebenfalls ein Übersichtschromatogramm ergibt: Petroläther/Diäthyläther/Eisessig 85:15:12; anschließend Chloroform/Methanol/Wasser 65:25:4.

Auch zweidimensionale Trennsysteme eignen sich zur Herstellung von Übersichtschromatogrammen. Es sollen diejenigen von Skidmore u. Entenman (1962b) mit Chloroform/Methanol/7n NH₄OH 60:35:5 sowie 35:60:5 nach Drehung der Platte um 90°; von Ambramson u. Blecher (1964) mit Chloroform/Methanol/Eisessig/Wasser 250:74:19:3 sowie Chloroform/Methanol/7n NH₄OH 230:90:15 und von Rouser, Galli u. Lieber (1964) mit Chloroform/Methanol/Wasser 65:25:4 sowie n-Butanol/Eisessig/Wasser 60:20:20 genannt werden. Bei letzterem System wird zum Kieselgel 10% Magnesiumsilikat zugefügt. Anstelle von Butanol/Eisessig/Wasser kann auch Chloroform/Aceton/Methanol/Eisessig/Wasser 50:20:10:10:5 verwendet werden (Rouser, Kritchevski, Galli u. Heller, 1965).

2. Chloroform-Methanol-Wasser-Mischungen:

Chloroform-Methanol-Wasser-Gemische eignen sich zur Trennung von Phosphatiden, Glykolipiden und auch Gangliosiden.

Das bekannteste, von Wagner (1960) bzw. Hörhammer u. Wolff (1961) eingeführte und auch am meisten verwendete Gemisch (Habermann, Bandtlow u. Krusche, 1961; Honegger, 1962; Müldner, Wherrett u. Cumings, 1962; Robinson u. Phillips, 1963; Svennerholm, 1963 und 1964; Lepage, 1964; Rouser, Galli u. Lieber, 1964; Burton u. Gibbons, 1964; Coeur u. Creyssel, 1965; Young u. Kanfer, 1965; Gloster u. Fletcher, 1966 u. a.) entspricht einem Verhältnis von 65:25:4.

Dasjenige von 73:28:4,5 wurde bereits bei den Übersichtschromatogrammen erwähnt.

Es gibt eine Reihe weiterer, etwa gleichwertiger Systeme mit einer geringen Abänderung des Mischungsverhältnisses:

55:40:8,5 (Kuhn u. Wiegandt, 1963);
60:35:8   (Wagner u. Mitarb., 1960 und 1961; Kuhn u. Wiegandt, 1963; Svennerholm, 1963; Owens, 1966; Penick, Meisler u. McCluer, 1966);
60:40:8   (Sastry u. Stancer, 1968);
65:30:5   (Schlemmer, 1961; Rouser, Galli u. Lieber, 1964; Rouser, Kritchevsky, Heller u. Lieber, 1963; Hughes u. Frais, 1965);
70:30:5   (Jatzkewitz, 1961 und 1964; Müldner, Wherrett u. Cumings, 1962; Wherrett u. Cumings, 1963; Payne, 1964; Montfort, Baker, Thompson u. Zilkha, 1966; Christensen Lou u. Matzke, 1965; Cuzner u. Davison, 1967; Neskovic, 1967);
70:30:4   (Blank, Schmitt u. Privett, 1964);
75:25:4   (Rapport, Graf u. Schneider, 1964);
75:22:3   (Schlemmer, 1961);
80:25:3   (Vogel, Doizaki u. Zieve, 1962; Doizaki u. Zieve, 1963);
80:25:5   (Bowyer, Leat, Howard u. Gresham, 1963);
80:35:5   (Wood u. Holton, 1964);
90:20:2   (Pelick, Wilson, Miller u. Angeloni, 1965).

3. Basische Chloroform-Methanol-Wasser-Mischungen:

Neben den reinen, werden vielfach auch basische Chloroform-Methanol-Wasser-Gemische verwendet, welche prinzipiell die gleichen Anwendungsmöglichkeiten bieten, von einigen Autoren besonders für Glykolipide bevorzugt werden. Es ist für die Berechnung zu beachten, daß beim Ammoniumhydroxyd die Molarität der Normalität entspricht. Man geht im allgemeinen von der konzentrierten 25%igen Lösung (Merck) aus, darüber hinaus steht aber noch eine konzentriertere 33%ige Lösung (Merck) zur Verfügung.

Im folgenden werden gebräuchliche Mischungen aus der Literatur aufgeführt:

Chloroform/Methanol/35% NH_4OH 70:30:5 (MÜLDNER, WHERRETT u. CUMINGS, 1962);

Chloroform/Methanol/32,5% NH_4OH 85:35:5 (CUZNER u. DAVISON, 1967);

Chloroform/Methanol/20,2% NH_4OH 85:35:5 (CUZNER u. DAVISON, 1967);

Chloroform/Methanol/25% NH_4OH 70:30:5 (MÜLDNER, WHERRETT u. CUMINGS, 1962; DAVISON u. GRAHAM-WOLFAARD, 1964; BOHNERT, SOTO u. COHAN, 1965; CHRISTENSEN LOU u. MATZKE, 1965); Chloroform/Methanol/25% NH_4OH 70:30:1 (HARZER, WÄSSLE, SANDHOFF u. JATZKEWITZ, 1968);

Chloroform/Methanol/25% NH_4OH 80:20:0,4 (O'BRIEN, FILLERUP u. MEAD, 1964);

Chloroform/Methanol/7% NH_4OH 55:40:10 (WHERRETT u. CUMINGS, 1963).

KEAN (1966) verwendet für Kieselgelplatten mit Zusatz von 1% Natriumborat das Laufmittel Chloroform/Methanol/Wasser/15 m NH_4OH 280:70:6:1.

Chloroform/Methanol/konz. NH_4OH/Wasser im Verhältnis 65:25:1:3 bzw. 54:18:1:2 benutzen auch SCHRAPPE u. STÖCKERT (1965) bzw. ALLING (1965).

Außerdem werden folgende Lösungsmittel gebraucht:

Chloroform/Methanol/7n NH_4OH 60:35:5 (SKIDMORE u. ENTENMAN, 1962; HORROCKS, 1963; NICHOLS, 1964);

Chloroform/Methanol/2,5n NH_4OH 60:35:8 (WHERRETT u. CUMINGS, 1963; PENICK, MEISLER u. McCLUER, 1963);

Chloroform/Methanol/2n NH_4OH 80:20:2 (SAMBASIVARO u. McCLUER, 1963; BURTON u. GIBBONS, 1964; BURTON, GARCIA-BUNUEL, GOLDEN u. McBRIDE BALFOUR, 1963).

4. Saure Chloroform-Methanol-Wasser-Mischungen:

Durch Zusatz verschiedener Säuren entstehen saure Chloroform-Methanol-Wasser-Gemische, welche für neutrale oder basische Kieselgelplatten Verwendung finden, besonders zur Auftrennung von Phosphatiden dienen und in manchen Fällen eine besondere Abtrennung sonst schlecht isolierbarer Lipide bewirken.

Am gebräuchlichsten ist der Zusatz von Eisessig. Es gibt folgende Laufmittel aus Chloroform/Methanol/Eisessig/Wasser:

75:45:12:6 (CHRISTIAN, JAKOVIC u. YI YOUNG HSIA, 1964);

65:50:1:4 (HUGHES u. FRAIS, 1965);

65:43:1:3 (OWENS, 1966);

65:25:8:4 (SKIPSKI, PETERSON u. BARCLAY, 1962; NICHOLS, 1964; MORIN, 1966);

60:30:8:4 (BROCKMANN u. GERCKEN, 1969):

50:30:8:4 (SKIPSKI, PETERSON u. BARCLAY, 1964; PARKER u. PETERSON, 1965);

50:25:7:3 (SKIPSKI, PETERSON, SANDERS u. BARCLAY, 1963);

50:40:3:5 (HARZER, WÄSSLE, SANDHOFF u. JATZKEWITZ, 1968);

50:20:6:4 (ARAKI, 1963);

45:30:6:2 (BIEZENSKI, 1964);

46:29:6:3 (BIEZENSKI, 1967)

Ein zweidimensionales System mit Chloroform/Methanol/Eisessig/Wasser 50:25:7:3 und 25:50:7:3 wurde von OETTE u. DOSS (1968) mitgeteilt.

Das Lösungsmittel Chloroform/Methanol/Ameisensäure/Wasser 70:28:7,5:2,5 nach HUGHES u. FRAIS (1965) bzw. 70:30:7:5 (CUMINGS, THOMPSON u. GOODWIN, 1968) soll Serinkephalin von anderen Phosphatiden abtrennen.

DOIZAKI u. ZIEVE (1963) verwenden ein doppeltes Laufmittel aus Chloroform/Methanol/3m Trichloressigsäure/Wasser 40:60:20:12,5 und Chloroform/Methanol/10% Trichloressigsäure/Wasser 45:55:8:4.

5. Laufmittel für neutrale Lipide und Fettsäuren:

Für die Ab- und Auftrennung neutraler Lipide werden wegen ihres chemischen Verhaltens (stark apolarer Charakter) besondere Laufmittel benötigt.

Neben Petroläther-Diäthyläther-Mischungen kennt man solche mit Heptan, Hexan, Benzol, Diisobutylketon u.a. Die Auftrennung von Fettsäuren wird in den meisten Fällen mit imprägnierten Kieselgelplatten erreicht.

KAUFMANN u. MARKUS (1960) untersuchten die Eignung verschiedener organischer Lösungsmittel wie Xylol, Toluol, Benzol, Trichloräthan, Methylendichlorid, Chloroform, Aceton, Dioxan, Amyl- und Propyläther sowie Diäthyläther für die Trennung von Glyceridgemischen. MANGOLD (1959) führte Petroläther- bzw. Hexan-Diäthyläther-Mischungen ein. Es zeigte sich jedoch, daß der Zusatz von Eisessig die störende Schwanzbildung von Fettsäuren verhindert, so daß heute vorwiegend Mischungen von Petroläther, Diäthyläther und Eisessig im Gebrauch sind. Alle Phosphatide und Glykolipide bleiben damit am Startpunkt liegen, verestertes Cholesterin wandert mit der Lösungsmittelfront, dazwischen liegen Glyceride, freies Cholesterin und Fettsäuren. Durch Variierung des Gemisches wird eine Auftrennung der Glyceride in Tri-, Di- und Monoglyceride bewirkt. Doppel- oder zweidimensionale Systeme erhöhen die Trennwirkung einzelner Fraktionen oder diejenige von Phosphatiden und Glykolipiden.

Lösungsmittel aus Petroläther/Diäthyläther/Eisessig:

90:10:1 (MALINS u. MANGOLD, 1960; MANGOLD u. MALINS, 1960; VOGEL, DOIZAKI u. ZIEVE, 1962; BOWYER, LEAT, HOWARD u. GRESHAM, 1963; AMENTA, 1964; FUHRMANN, 1964; SVENNERHOLM, 1964; ALLING, 1965; SKIPSKI, SMOLOWE, SULLIVAN u. BARCLAY, 1965);

87:13:1 (MANGOLD u. TUNA, 1961; LINDLAR u. BINGAS, 1965; LINDLAR u. GÜTTLER, 1966);

96:4:0,35 (BIERNOTH, 1968);

85:15:7,5 bzw. 90:10:7,5 (PIÉ u. GINER, 1966);

85:15:1 (WAGNER, 1965; BLANK, SCHMITT u. PRIVETT, 1964);

80:20:1 (OWENS, 1966);

70:30:1 (MANGOLD u. MALINS, 1960; BURTON u. GIBBONS, 1964; KRELL u. HASHIM, 1963; KELLEY, 1966);

60:40:1 (VOGEL, DOIZAKI u. ZIEVE, 1962).

Lösungsmittel aus Hexan/Diäthyläther/Eisessig:

165:15:1 (ARAKI, 1963);

90:10:1 (MANGOLD u. TUNA, 1961; McKILLICAN u. SIMS, 1963; LEPAGE, 1964; LEVIN u. HEAD, 1965);

80:20:1,5 (NICHAMAN, SWEELEY, OLDHAM u. OLSON, 1963);
70:30:1   (NICHOLS, 1963 und 1964).

Andere Laufmittel mit ähnlichen Eigenschaften sind von folgenden Autoren beschrieben:

Heptan/Diäthyläther/Äthylacetat 80:20:3 (DOBIASOVA, 1963; BURTON u. GIBBONS, 1964);

Heptan/Diäthyläther/Eisessig 73:25:2 (KRELL u. HASHIM, 1963; BURTON u. GIBBONS, 1964);

Hexan/Diäthyläther/Äthylacetat 80:20:3 (DOBIASOVA, 1963);

Hexan/Diäthyläther/Eisessig 90:30:2 (PARKER, RAUDA u. MORRISON, 1968);

Petroläther/Methyläthylketon/Eisessig 95:4:1 (ZÖLLNER u. WOLFRAM, 1962);

Benzol/Diäthyläther 99:1 (SAHASRABUDHE, 1965);

Benzol/Diäthyläther/Eisessig 70:30:1 (ANGELICO, CAVINA, D'ANTONA u. GIOCOLI, 1965);

Benzol/Diäthyläther/Äthanol/Eisessig 50:4:20:0,2 (FREEMAN u. WEST, 1966; OETTE u. DOSS, 1968);

1,2-Dichloräthan (CUZNER u. DAVISON, 1967);

Chloroform/Aceton 96:4 für Monoglyceride, und Petroläther/Diäthyläther 73:27 für Diglyceride (BIERNOTH, 1968);

Diisobutylketon/Eisessig/Wasser 80:50:1 (BURTON u. GIBBONS, 1964); 80:50:10 (LEPAGE, 1964); 80:50:7,4 (NICHOLS, 1963 und 1964).

Es gibt auch Kombinationen der beschriebenen Laufmittel mit einem zweiten System:

Petroläther/Diäthyläther/Eisessig 70:30:1 (16 cm) und 30:70:1 (11 cm) (KELLEY, 1966);

Petroläther/Diäthyläther/Eisessig 30:70:1 und Chloroform/Methanol/Wasser 80:25:3 (DOIZAKI u. ZIEVE, 1963);

Petroläther/Diäthyläther/Eisessig 85:15:2 und Chloroform/Methanol/Wasser 65:25:4 (GLOSTER u. FLETCHER, 1966);

Diisopropyläther/Eisessig 96:4 (13—14 cm) und Petroläther/Diäthyläther/Eisessig 90:10:1 (18—19,5 cm) (SKIPSKI, SMOLOWE, SULLIVAN u. BARCLAY, 1965; SKIPSKI, GOOD, BARCLAY u. REGGIO, 1968);

Hexan/Diäthyläther/Eisessig 90:15:1 und Petroläther/Diäthyläther/Eisessig 30:70:1 (LOUIS-FERDINAND, THERRIAULT, BLATT u. MAGER, 1967);

Hexan/Diäthyläther/Eisessig 90:10:1 und 30:70:1 (LEVIN u. HEAD, 1965);

Benzol/Diäthyläther/Äthanol/Eisessig 50:40:2:0,2 (25 cm) und Hexan/Diäthyläther 94:6 (33 cm) (FREEMAN u. WEST, 1966);

Diäthyläther/Benzol/Äthanol/Eisessig 40:5:2:0,2 (6,5 cm) und Petroläther/Diäthyläther/Eisessig 90:10:1 (13 cm) (BIEZENSKI, POMERANCE u. GOODMAN, 1968);
Propanol/konz. NH$_4$OH 2:1 und Chloroform/Benzol 3:2, evtl. gegensinnig noch Tetrachlorkohlenstoff (HUHNSTOCK u. WEICKER, 1960; SACHS u. WOLFMAN, 1964; COEUR u. CREYSSEL, 1965).

Für eine zweidimensionale Trennung eignet sich Chloroform/Methanol/Eisessig/Wasser 65:43:3:1 und Petroläther/Diäthyläther/Eisessig 80:20:1 (OWENS, 1966). DOWNING (1968) verwendet drei hintereinander laufende Lösungsmittel: Hexan, Benzol und Hexan/Diäthyläther/Eisessig 70:30:1 (10 cm).

Die Trennung von Cholesterinestern, hauptsächlich nach dem Sättigungsgrad der Fettsäuren, kann mit folgenden Laufmitteln erzielt werden:

Tetrachlorkohlenstoff (ZÖLLNER, KIRSCH u. AMIN, 1960; ZÖLLNER, WOLFRAM u. AMIN, 1962; KAUFMANN, MAKUS u. DEICKER, 1961); Petroläther, evtl. mit Zusatz von 1% Isopropyläther (ZÖLLNER, KIRSCH u. AMIN, 1960; ZÖLLNER, WOLFRAM u. AMIN, 1962); Hexan/Tetralin 3:1 oder 1:1 (KAUFMANN, MAKUS u. DEICKER, 1961); Heptan/Toluol 80:20 (TICHY u. DENCKER, 1968) oder 60:25 (ALLING, SVENNERHOLM, TICHY, 1968); paraffinimprägnierte Kieselgelplatten (0,5% in Diäthyläther) durch das Laufmittel Diäthyläther (MICHALEC, SULC u. MESTAN, 1962) oder Methyläthylketon/Acetonitril 7:3 (KAUFMANN, MAKUS u. DEICKER, 1961); silbernitratimprägnierte Kieselgelplatten (5% Silbernitrat) durch das Laufmittel Diäthyläther oder Hexan/Diäthyläther 4:1 (MORRIS, 1963).

KAUFMANN, MAKUS u. DEICKER (1961) kombinieren Hexan/Tetralin 3:1 und Methyläthylketon/Acetonitril 7:3 an paraffinimprägnierten Kieselgelplatten zu einem zweidimensionalen System.

Triglyceride lassen sich durch Benzol/Petroläther 4:1 (JURRIENS, VRIES u. SCHOUTEN, 1964), an undecanimprägnierten Kieselgelplatten durch das Laufmittel Eisessig/Acetonitril 1:1 bzw. Aceton/Acetonitril 7:3 (KAUFMANN u. MAKUS, 1960), an paraffinimprägnierten Kieselgelplatten durch Diäthyläther (MICHALEC, SULC u. MESTAN, 1962), an silbernitratimprägnierten Kieselgelplatten durch Chloroform/Eisessig 99,5:0,5 (BARRETT, DALLAS u. PADLEY, 1962) oder an boratimprägnierten Kieselgelplatten durch Petroläther/Diäthyläther/Eisessig 96:4:0,35 (BIERNOTH, 1968) trennen.

Die Dünnschichtchromatographie von Fettsäuren erfolgt durch das Lösungsmittel Äthylendichlorid (JATZKEWITZ, 1960; JATZKEWITZ u. MEHL, 1960); diejenige von Fettsäuremethylestern an siliconimprägnierten Kieselgelplatten (5% Siliconöl in Petroläther) durch Acetonitril/Eisessig/Wasser 70:10:25, Ameisensäure/Eisessig/Wasser 40:40:20 und Eisessig/Wasser 85:15 (MAKUS u. MANGOLD, 1960); an siliconimprägnierten und mit äthanolischer Silbernitratlösung (10% Silbernitrat in 50%igem Äthanol) besprühten Kieselgelplatten durch Methanol/Wasser 95:5 gesättigt mit Siliconöl und Silbernitrat (PAULOSE, 1966); an undecanimprägnierten (15% Undecan in Petroläther) Kieselgelplatten mit Eisessig/Acetonitril/Undecan (65 ml Eisessig und 35 ml Acetonitril werden miteinander vermischt, von dieser Lösung schüttelt man 70 ml mit 70 ml Undecan, läßt sie bis zur Entmischung der Phasen stehen und vereint die Unterphase mit den restlichen 30 ml der Eisessig-Acetonitril-Mischung) (KAUFMANN u. MAKUS, 1960; SANDHOFF, 1965) oder an undecanimprägnierten Kieselgurplatten (10% Undecan in Petroläther) mit dem Laufmittel Nitromethan/Acetonitril/Eisessig 75:10:10 (HAMMONDS u. SHONE, 1964).

Ein zweidimensionales Verfahren mit silbernitrat- (Zusatz von 12% Silbernitrat zum Kieselgel) und dodecanimprägnierten Kieselgelplatten (10% Dodecan in Hexan) und den Laufmitteln Acetonitril/Aceton 1:1 und Dipropyläther/Hexan 2:3 wurde von BERGELSON, DYATLOVITSKAYA u. VORONKOVA (1964) beschrieben.

6. Laufmittel für Ganglioside:

Die Laufmittel für die Ganglioside müssen ähnlich wie diejenigen für neutrale Lipide gesondert besprochen werden, da die für Glykolipide geeigneten Lösungsmittelsysteme nur in beschränktem Umfang für eine ausreichende Auftrennung der

Ganglioside in Frage kommen. Der stark hydrophile Charakter der Ganglioside und teilweise auch der neuraminsäurefreien Gangliosiderivate setzt in vielen Fällen eine stärkere Aktivierung der Kieselgelplatten (2—3 Std bei 120—130 °C) und auch die Verwendung stark polarer Lösungsmittel voraus.

Kürzlich wurde ein Verfahren bekannt ,durch welches auf einer Kieselgel-/Kieselgurplatte durch Chloroform/Methanol/Wasser 70:30:5 und n-Propanol/Wasser 76:24 die Hauptganglioside des Gehirns aus dem Gesamtlipidextrakt isoliert werden können (SANDHOFF, HARZER u. JATZKEWITZ, 1968; HARZER, WÄSSLE, SANDHOFF u. JATZKEWITZ, 1968). Das System n-Propanol/konz. NH$_4$OH/Wasser 60:20:10 (WEICKER, 1959; DAIN, WEICKER, SCHMIDT u. THANNHAUSER, 1962; WHERRETT u. CUMINGS, 1963; TETTAMANTI, BERTONA u. ZAMBOTTI, 1964; SANDHOFF, 1965) bzw. 60:17:10 (JATZKEWITZ u. SANDHOFF, 1963; JATZKEWITZ, PILZ u. SANDHOFF, 1965; PILZ, SANDHOFF u. JATZKEWITZ, 1966; BERNHEIMER, 1968) trennt folgende Fraktionen vom Gesamtlipidextrakt ab: Tay-Sachs-Gangliosid, neuraminsäurefreier Tay-Sachs-Gangliosidrest (Ceramid-trihexosid), Hauptmono- und -disialogangliosid des menschlichen Gehirns, neuraminsäurefreier Hauptgangliosidrest (Ceramid-tetrahexosid), sog. höhere Ganglioside mit mehr als zwei Neuraminsäuremolekülen.

Alle anderen hier aufgezählten Laufmittel werden in der Regel nur für ein angereichertes oder rein isoliertes Gangliosidgemisch verwandt:

n-Propanol/konz. NH$_4$OH 70:30 (KUHN, WIEGANDT u. EGGE, 1961; KOREY u. GONATAS, 1963; SVENNERHOLM, 1963; WHERRETT u. CUMINGS, 1963; O'BRIEN, FILLERUPP u. MEAD, 1964; SANDHOFF, 1965; SUZUKI, 1964 und 1965; PENICK, MEISLER u. MCCLUER, 1966; WIEGANDT, 1966); n-Propanol/konz. NH$_4$OH 70:25 (absteigend) (LEDEEN, SALSMAN, GONATAS u. TAGHAVY, 1965);

Chloroform/Methanol/Wasser 70:30:4 (LEDEEN u. SALSMAN, 1965); 61:32:7 (WAGNER, 1966; WAGNER u. WEICKER, 1966); 60:35:8 (WHERRETT u. CUMINGS, 1963; PENICK, MEISLER u. MCCLUER, 1966); 55:40:8,5 (WIEGANDT, 1966);

Chloroform/Methanol/2,5n NH$_4$OH 60:35:8 (MÜLDNER, WHERRETT u. CUMINGS, 1962; BOOTH, 1963; PENICK, MEISLER u. MCCLUER, 1966); 60:40:9 (LEDEEN und SALSMAN 1965);

Chloroform/Methanol/7% NH$_4$OH 55:40:10 (WHERRETT u. CUMINGS, 1963; WOLFE u. LOWDEN, 1964);

Chloroform/Methanol/10% NH$_4$OH 55:40:10 (CUMINGS, THOMPSON u. GOODWIN, 1968);

n-Butanol/Pyridin/Wasser 60:40:30 (BURTON, GARCIA-BUNUEL, GOLDEN u. MCBRIDE BALFOUR, 1963); 60:40:20 (KLENK u. GIELEN, 1961); 60:40:10 (WHERRETT u. CUMINGS, 1963);

n-Butanol/Diäthyläther/konz. NH$_4$OH/Wasser 20:60:20:10 (SANDHOFF, 1965).

Eine Kombination für ein zweidimensionales System wurde von BERNHEIMER, (1968) (Chloroform/Methanol/Wasser 55:40:8,5 und n-Propanol/konz. NH$_4$OH/Wasser 60:17:10) sowie von SZEKACZ u. Klembala, (1968) angegeben (Chloroform/Methanol/Wasser 65:25:4 und Butanol/Eisessig/Wasser 40:10:50).

7. Laufmittel für besondere Verwendungszwecke:

Es werden noch einige Laufmittel aufgeführt, welche entweder nicht in das bisherige Einteilungsprinzip passen oder für spezielle Probleme verwendet werden.

Mit Chloroform/Äthanol/Wasser 70:46:5 können Cerebroside und Sulfatide von den übrigen Glykolipiden abgetrennt werden, Ganglioside bleiben dabei am Start liegen (WIEGANDT, 1965).

Phosphatide lassen sich nach REDMAN und KEENAN (1964) auch mit einer Mischung aus Phenol, Wasser und Ammoniak auftrennen.

Die Abtrennung der Glucocerebroside von den beiden Galaktocerebrosiden Kerasin und Cerebron wird entweder mit Chloroform/Methanol/Wasser/15 m NH$_4$OH 280:70:6:1 an Kieselgelschichten mit Zusatz von 1% Natriumborat (KEAN, 1966) oder an normalem Kieselgel mit den beiden Laufmitteln n-Propanol/konz. NH$_4$OH/ Wasser 80:10:10 und Chloroform/Methanol/Wasser 80:20:2,7 (PILZ, SANDHOFF u. JATZKEWITZ, 1966) erreicht.

Schwierigkeiten ergeben sich immer wieder bei dem Versuch der vollständigen Auftrennung von Phosphatiden. Bei den meisten Laufmitteln (saure Chloroform-Methanol-Wasser-Mischungen) wandern die Plasmalogene zusammen mit den normalen Phosphatiden. Außerdem läßt sich Serinkephalin häufig nicht vom Inositphosphatid trennen. BIEZENSKI (1967) verwendet daher gegenüber dem ursprünglichen System von SKIPSKI u. Mitarb. (Seite 23) dasjenige mit Chloroform/Methanol/ Eisessig/Wasser 46:29:6:3. NESKOVIC u. KOSTIC (1968) berichten über eine gute Trennung von Serinkephalin und Inositphosphatiden an einer Schicht aus Kieselgel und Florisil (54:6) sowie der Kombination eines basischen und sauren Laufmittels: Chloroform/Methanol/30% NH$_4$OH/Wasser 140:50:7:3 und Chloroform/Methanol/Eisessig/Wasser 160:20:4:1,5. Wie bereits erwähnt (Seite 24), soll auch das Gemisch Chloroform/Methanol/Ameisensäure/Wasser Serinkephalin von anderen Phosphatiden abtrennen. KUNZ u. KOSIN (1968) können mit einem kompliziert zusammengesetzten Lösungsmittel eine Trennung von Lysolecithin, Sphingomyelin, Lecithin, Lysokephalin + Lysoinositphosphatid, Serinkephalin, Inositphosphatid, Colaminkephalin, Phosphatidsäure und Cardiolipin ermöglichen. Das Laufmittel besteht aus 22 ml Chloroform, 26 ml n-Butanol, 2,5 ml n-Propanol, 5,5 ml Äthanol, 10,4 ml Methanol, 11,2 ml Eisessig, 0,62 ml 4%iger Natriumbicarbonatlösung, 0,3 ml 15%iger Ammoniumchloridlösung, 0,44 ml 1%iger Lithiumcarbonatlösung, 0,3 ml Essigsäureäthylester, 0,25 ml konz. Ammoniak, 0,1 ml 20%iger Cäsiumchloridlösung, 0,05 ml 10%iger Kaliumbromidlösung, 0,14 ml 2,5%iger Natriumfluoridlösung, 0,12 ml 10%iger Kaliumcarbonatlösung, 0,36 ml 10%iger Natriumcarbonatlösung, 0,01 ml Lithiumacetatlösung (5 g Lithiumcarbonat aufgelöst in 25 ml dest. Wasser und 10 ml Essigsäure), 0,04 ml 15%iger Kaliumchloridlösung, 0,016 ml Magnesiumacetatlösung (1,5 g Magnesiumoxyd in 25 ml dest. Wasser und 21,5 ml Essigsäure lösen).

c) Sprühreagentien für Dünnschichtplatten

Einer der eingangs erwähnten Vorteile der Dünnschichtchromatographie ist die Möglichkeit der Verwendung spezifischer Sprühreagentien zur qualitativen Differenzierung von Substanzflecken.

1. Universal-Sprühreagentien für Lipide:

a) Bromthymolblau: Von JATZKEWITZ u. MEHL (1960) wurde ammoniakalische bzw. alkalische Bromthymolblaulösung zum Nachweis von Lipiden eingeführt.

Alkalische Bromthymolblaulösung: 50 mg Bromthymolblau, 1,25 g Borsäure und 8 ml 1n Natronlauge werden in 112 ml dest. Wasser gelöst. Lipide erscheinen gelb auf blauem Grund.

Ammoniakalische Bromthymolblaulösung: 40 mg Bromthymolblau werden in 100 ml dest. Wasser gelöst, dem 1 ml konz. Ammoniaklösung zugefügt wird.

Die Lipidflecken werden jeweils in einer Ammoniakatmosphäre stärker sichtbar.

b) Kägi-Miescher-Reagenz: Das für Naturstoffe universelle (STAHL u. KALTENBACH, 1961) und für Steroide empfohlene Reagens aus Anisaldehyd/Schwefelsäure in Eisessig (MIESCHER, 1946) wurde als allgemeines Lipidreagens erstmals von JATZKEWITZ u. SANDHOFF (1963) eingesetzt.

0,5 ml Anisaldehyd und 1 ml konz. Schwefelsäure werden in 50 ml Eisessig gelöst, nach dem Ansprühen wird die Platte etwa 20 min bei 120 °C im Trockenschrank entwickelt. Dabei erscheinen freies und verestertes Cholesterin blauviolett, Glykolipide dunkelgrün, Sphingomyelin hellblau, die anderen Phosphatide rotviolett. Allerdings werden einige Phosphatide und auch Neutrallipide nicht so intensiv angefärbt wie die Glykolipide. Neuraminsäurehaltige Glykolipide (Ganglioside) verfärben sich nach längerem Liegen an der Luft von Grün nach Dunkelbraun.

c) Jod: Jod färbt alle ungesättigten Lipide und einige stickstoffhaltige Lipide an und kann ebenfalls als Universalindikator gelten. Es wird entweder als Sprühreagens (1%ige methanolische Jodlösung) oder in Form von Joddämpfen aus Jodkristallen angewandt (MANGOLD, 1961).

d) Rhodamin: Die Anwendung des Rhodamin 6 G oder B geht auf WITTER, MARTINETTI, MORRISON u. HEICKLIN (1957) zurück.

Es wird als 0,05%ige wäßrige und äthanolische Lösung (KAUFMANN u. MAKUS, 1960) oder als 0,0025%ige Lösung in 2n Natronlauge (ROUSER, KRITCHEVSKY, HELLER u. LIEBER, 1963) verwendet. Im UV-Licht zeigen die Lipidflecken eine helle Fluorescenz.

e) Dichlorfluorescein: Eine 0,2%ige äthanolische Lösung aus 2',7'-Dichlorfluorescein (MALINS u. MANGOLD, 1960) ergibt ebenfalls im UV-Licht gelbgrüne Lipidflecken.

f) Bromsuccinimid: Ansprühen mit einer 5%igen essigsauren Bromsuccinimidlösung und nachfolgendes Beschicken mit einer 0,01%igen äthanolischen Fluoresceinlösung ergibt weiße Lipidflecken auf rotem Grund (MICEV, POPOV u. NEDELCEVA, 1966).

g) Ölrot und Sudanschwarz: Eine 0,1%ige äthanolische Ölrot-O-Lösung oder 50%ige äthanolische (50%) Sudanschwarzlösung (AMELUNG u. BÖHM, 1954) sind ebenfalls Lipiduniversalindikatoren.

h) Veraschungsmethoden: Für eine Lipidveraschung auf der Dünnschichtplatte kommen vor allem Schwefelsäure, Chromschwefelsäure und Perchlorsäure in Frage.

Schwefelsäure: Nach Ansprühen mit 40—50%iger wäßriger Schwefelsäure wird etwa 25 min auf 160 °C erhitzt.

Chromschwefelsäure: PRIVETT u. BLANK (1963) sprühen mit einer gesättigten Kaliumdichromatlösung in 80%iger wäßriger Schwefelsäure an und erhitzen die Platte 25 min auf 180 °C. Vielfach wird auch das Dichromat in einer 70%igen Schwefelsäure gelöst (BLANK, SCHMITT u. PRIVETT, 1964). ROUSER, GALLI u. LIEBER (1964) lösen 1,2 g Kaliumdichromat in 200 ml 55%iger wäßriger Schwefelsäure auf und erhitzen nach dem Ansprühen 30—60 min auf 180 °C.

Perchlorsäure: DOBIASOVA verwendet eine 25%ige Perchlorsäurelösung als Sprühreagenz.

Als universelles Veraschungsreagens kann man die zunächst für Ganglioside gebrauchte Mischung Eisessig/Schwefelsäure 50:1 gelten lassen (SANDHOFF, HARZER u. JATZKEWITZ, 1968). Nach dem Ansprühen bis zur Transparenz wird 30 min auf 180 °C erhitzt.

2. Sprühreagentien für Phosphatide:

a) Molybdat-Perchlorsäure: 5 ml 60%ige Perchloräsure, 10 ml 10n Salzsäure und 25 ml 40%ige wäßrige Ammoniummolybdatlösung werden zum Reagens vereinigt und die Platte nach dem Ansprühen 10 min auf 115 °C erhitzt (HANES u. ISHERWOOD, 1949).

Nach einer Modifikation von DAWSON (1960) kann das Reagens auch aus 10 ml 72%iger Perchlorsäure, 20 ml 5n Salzsäure, 40 ml 5%iger Ammoniummolybdatlösung und 130 ml Wasser hergestellt werden. NESKOVIC (1967) mischt 1 ml 5%ige Ammoniummolybdatlösung, 3 ml konz. Salpetersäure und 16 ml 65%ige Perchlorsäure, bedeckt die Dünnschichtplatte mit einer Glasplatte, erhitzt 60 min auf 120 bis 160 °C und weitere 30 min unbedeckt. Eine andere Möglichkeit besteht in der Verwendung von 1 ml 5%iger Ammoniummolybdatlösung, 3 ml 65%iger Perchlorsäure und 5 ml 1%iger Ascorbinsäure sowie 60 min Erhitzen der bedeckten Platte auf 50 °C.

b) Phosphomolybdänsäure: Es wird mit einer 5-, 10- oder 20%igen äthanolischen Lösung von Phosphomolybdänsäure angesprüht und bis zur optimalen Fleckenausbildung auf 120 °C erhitzt (KRITCHEVSKY u. KIRK, 1952).

c) Molybdän-Schwefelsäure: Lösung I besteht aus 40,11 g Molybdänoxyd, welches in 1000 ml 25n Schwefelsäure unter leichtem Kochen gelöst wird. Lösung II wird durch Lösen von 1,78 g pulv. Molybdän in 500 ml Lösung I und 15 min Kochen hergestellt. Nach Abkühlen Abdekantieren des Überstandes. Das endgültige Sprühreagens wird durch Mischen gleicher Volumina der Lösung I und II und Zugabe von 2 Volumina Wasser bereitet (DITTMER u. LESTER, 1964).

d) Ninhydrinreagens für (primäre und) sekundäre Aminophosphatide: 0,3 g Ninhydrin werden in 5 ml 2,4-Dimethylpyridin (Lutidin) und 95 ml wassergesättigtem Butanol gelöst (SKIDMORE u. ENTENMAN, 1962). Es genügt auch eine 0,2—0,25%ige Ninhydrinlösung in Butanol (KOCHETKOV, ZHUKOVA u. GLUKHODED, 1962) oder in Aceton (DAWSON, 1960), anschließend wird 3 min auf 100 °C erhitzt.

e) Dragendorffs Reagens für quarternäre Aminophosphatide: Das Reagens wird aus 20 ml essigsaurer Wismutnitratlösung (1,7 g basisches Wismutnitrat in 100 ml 20%iger Essigsäure lösen) und 5 ml 30%iger wäßriger Kaliumjodidlösung hergestellt (WAGNER, 1960; WAGNER, HÖRHAMMER u. WOLFF, 1961).

f) Uranylnitrat: Die Platte wird mit 0,2%igem Uranylnitrat, 0,005%igem saurem Fuchsin und 0,01n Salzsäure angesprüht (HOOGHWINKEL u. NIEKERK, 1960).

g) Sulfosalicylsäure: 7 g Sulfosalicylsäure, 0,1 g Eisen-III-chlorid und 25 ml Wasser werden mit 95%igem Äthanol auf 100 ml aufgefüllt (SKIDMORE u. ENTENMAN in Anlehnung an WADE u. MORGAN, 1955).

h) Plasmalogennachweis: Schiffs Reagens: 1 ml fuchsinschweflige Säure, 1 ml 0,05 m Quecksilberchloridlösung und 10 ml 0,05 m schweflige Säure werden mit dest. Wasser auf 100 ml aufgefüllt (SKIDMORE u. ENTENMAN, 1962 in Anlehnung an BLOCK, DURRUM u. ZWEIG, 1955).

Dinitrophenylhydracin-Reagens: 0,4 g 2,4-Dinitrophenylhydracin werden in 100 ml 2n Salzsäure gelöst. Nach dem Ansprühen wird die Dünnschichtplatte 10 min auf 105 °C erhitzt (REITSEMA, 1954).

3. Sprühreagentien für Glykolipide:

a) Sphingolipid-Reagens: 5 ml Clorox (Clorox Co., Oakland/Cal.), 50 ml Benzol und 5 ml Eisessig werden gemischt und anschließend 0,5 g Benzidin und ein Kriställchen Kaliumjodid in 50 ml 50%igem Äthanol nach dem Filtrieren hinzugefügt (BISCHEL u. AUSTIN, 1963).

b) Bials Orcin-Reagens (Gangliosidnachweis): 1 g Orcin wird in 500 g 30%iger Salzsäure unter Zusatz von 30 Tr. 10%igem Eisen-III-chlorid gelöst. Nach dem Ansprühen wird die Platte in einem geschlossenen Gefäß in gesättigter Salzsäure-Atmosphäre 20 min auf 120 °C erhitzt. Dabei erscheinen violette Flecken auf hellem Grund (SANDHOFF, 1965 in Anlehnung an KLENK u. LANGERBEINS, 1941).

SKIPSKI u. Mitarb. (1967) lösen 200 mg Orcin in 100 ml Schwefelsäure/Wasser 3:1 und erhitzen 15 min auf 100 °C.

c) Resorcin (Gangliosidnachweis): 1 g Resorcin wird in 100 ml Wasser gelöst, davon werden 10 ml mit 80 ml konz. Salzsäure und 0,25 ml 0,1 in Kupfersulfatlösung vermischt, die Mischung wird mit dest. Wasser auf 100 ml aufgefüllt (SVENNERHOLM, 1957).

d) Ehrlichs Reagens (Gangliosidnachweis): 1 g p-Dimethylaminobenzaldehyd wird in einer Mischung von 25 ml Salzsäure (36%) und 75 ml Methanol gelöst, u. U. muß die Platte leicht erwärmt werden (HEACOCK u. MAHON, 1965).

e) Diphenylamin-Salzsäure: Es wird mit einer Mischung aus 20 ml 10%iger äthanolischer Diphenylaminlösung, 100 ml Salzsäure und 80 ml Eisessig angesprüht und 30 min bei 105 °C im geschlossenen Gefäß erhitzt. Es erscheinen blaugraue Flecken auf ungefärbtem Grund (WAGNER, HÖRHAMMER u. WOLFF, 1961 sowie JATZKEWITZ u. MEHL, 1963 in Anlehnung an DISCHE, 1929).

4. Sprühreagentien für Steroide (Cholesterin):

a) Antimontrichlorid: Man sprüht mit einer 25%igen Antimontrichloridlösung in Chloroform an und erhitzt 5 min auf 110 °C. Die Substanzflecken erscheinen rötlich (ZÖLLNER, WOLFRAM u. AMIN, 1962; VOGEL, DOIZAKI u. ZIEVE, 1962).

b) Liebermann-Burchard-Reagens: 5 ml Essigsäureanhydrid und 5 ml Schwefelsäure werden unter Abkühlen zu 50 ml Äthanol zugegeben. Nach dem Ansprühen wird 10 min auf 110 °C erhitzt (MICHALEC, SULC u. MESTAN, 1967; vgl. STAHL, 1967).

c) Eisenchlorid-Reagens: 50 mg Eisen-III-chlorid werden in 90 ml dest. Wasser, 5 ml Eisessig und 5 ml konz. Schwefelsäure gelöst. Das Reagens ist bei Raumtemperatur 3 Monate haltbar. Nach Erhitzen auf 100 °C entstehen rote Flecken, die allerdings nicht stabil sind (LOWRY, 1968).

5. Sprühreagens für geradkettige Lipide:

Besprühen mit einer 30%igen äthanolischen Lösung von α-Cyclodextrin, anschließend wird die Platte noch Joddämpfen ausgesetzt (MALINS u. MANGOLD, 1960).

6. Hydroxylamin-Reagens für veresterte Fettsäuren:

10 g Hydroxylamin werden in 25 ml Wasser gelöst und mit Äthanol auf 100 ml verdünnt, es werden 26 ml einer gesättigten wäßrigen Natronlauge zugegeben, welche mit Diäthyläther auf 200 ml verdünnt wurde. Nach dem Ansprühen und Trocknen der Platte wird erneut mit einer Lösung aus 10 g Eisen-III-chlorid in 20 ml 37%iger Salzsäure, geschüttelt in 300 ml Diäthyläther, angesprüht (SKIDMORE u. ENTENMAN, 1962a in Anlehnung an WHITTACKER u. WIJESUNDARA, 1952).

7. Kombinierte Sprühreagentien:

a) Vroman u. Baker (1965) machten gute Erfahrung mit einer Kombination von Rhodamin, Jod und Schwefelsäure, welche nacheinander auf die Platte gebracht werden.

b) Mangold u. Kammereck (1962) benutzten die Reihenfolge von Joddichlorfluorescein und Chromschwefelsäure, um alle Lipide ausreichend anzufärben.

d) Dokumentation von Dünnschichtplatten

Am besten bewährte sich bei uns das Photographieren von Dünnschichtplatten im Auf- oder Durchlicht oder auch UV-Licht (WAGNER, 1965) nach Sichtbarmachung der Lipidflecken. Manche Autoren verwenden eine Polaroidkamera (SKIDMORE u. ENTENMAN, 1962). Nach dem Ansprühen mit einem Kunststoffspray (Neatan) läßt sich die Kieselgelschicht auch leicht abziehen und aufbewahren. BERLET (1967) bevorzugt das Abzeichnen der Substanzflecken auf Transparentpapier von der abgedeckten Dünnschichtplatte.

e) Quantitative Auswertung von Dünnschichtplatten

Die Schätzung der Substanzmenge eines Fleckes auf der Dünnschichtplatte durch visuellen Vergleich der Fleckengröße und -dichte (HONEGGER, 1962) kann allenfalls halbquantitativen Charakter haben und sollte stets durch genaue quantitative Messungen ergänzt werden. Dafür wurden planimetrische, gravimetrische, colorimetrische, photodensitometrische, titrimetrische und radiographische Verfahren mit direkter und indirekter Auswertung entwickelt. Bei der indirekten Auswertung können auch polarimetrische, polarographische, spektroskopische und fluorescenzoptische Methoden eingesetzt werden.

1. Planimetrische Bestimmungen:

Eine feste Beziehung der Fleckengröße eines Chromatogrammes zur Substanzmenge wurde von SEHER (1961) sowie PURDY u. TRUTER (1962) festgestellt. Dabei soll die Quadratwurzel der Fleckengröße in einer linearen Funktion zum Logarithmus der Substanzmenge stehen. Solche planimetrischen Lipidbestimmungen wurden von BUSWELL u. LINK (1964), PAYNE (1964), SCHLIERF u. WOOD (1965) sowie NESKOVIC (1967) durchgeführt. KLAUS (1964) ermittelte rechnerisch und experimentell den Einfluß der Fleckenform auf die festgestellte Substanzmenge und gab ein Korrekturverfahren bei Fleckendeformation an.

2. Gravimetrische Bestimmungen:

Die gravimetrischen Bestimmungen nach Dünnschichtchromatographie beruhen auf der Elution der Substanz aus einem ausgekratzten Substanzfleck (KOMAREK, JENSEN u. PICKETT, 1964; DUNN u. ROBSON, 1965; LEVIN u. HEAD, 1965). Vorherige Sichtbarmachung der Flecken mit Jod erübrigt, das Ansprühen mit einem Sprühreagens (z.B. Bromthymolblau) erfordert eine vorherige Extraktion des Farbreagens.

Eine Kombination der planimetrischen und gravimetrischen Methode ist das Ausschneiden und Auswiegen der Flecken nach Photographie der Dünnschichtplatte (SCHLIERF u. WOOD, 1965).

3. Colorimetrische Bestimmungen:

Im Prinzip lassen sich alle colorimetrischen Lipidbestimmungsverfahren auch auf die Dünnschichtchromatographie übertragen.

JATZKEWITZ (1961, 1964) teilte ein Verfahren mit, mit welchem alle Phosphatide und Glykolipide quantitativ erfaßt werden können. Die Methode ist auch zur Bestimmung von Gangliosiden geeignet (JATZKEWITZ, PILZ u. SANDHOFF, 1965). Dazu wurde als Ergänzung noch eine Bestimmung für Cholesterin ausgearbeitet (JATZKEWITZ, PILZ u. HOLLÄNDER, 1964).

Die Kieselgelplatte wird mit einem verdünnten ammoniakalischen Bromthymolblaureagens angesprüht, die cholesterinimprägnierten Kieselgelflecken werden direkt in 400 µl fassende Polyäthylenröhrchen gekratzt, mit 200 µl eines stabilen Liebermann-Burchard-Reagens versetzt (HUANG, CHEN, WEFLER u. RAFTERY, 1961) und 20 min bei 25—26 °C geschüttelt. Nach Abzentrifugieren der Kieselsäure erfolgt die Extinktionsmessung des Überstandes bei 580 mµ. Auch das glykolipidimprägnierte Kieselgel wird in Polyäthylenröhrchen überführt, dazu gibt man 60 µl o-Phosphorsäure zur Extraktion der Lipide. Die Farbentwicklung geschieht durch weiteren Zusatz von 150 µl eines Anthron-Schwefelsäure-Reagens. Die Ausmessung des Überstandes erfolgt bei 675 mµ. Da für die Phosphatidbestimmung eine Veraschung notwendig ist, muß die phosphatidimprägnierte Kieselsäure in Glasröhrchen gekratzt werden. Nach feuchter Veraschung mit 60%iger Perchlorsäure (60 µl) und Reduktion mit dem Fiske-Subbarow-Reagens wird nach dem Abzentrifugieren die Extinktion des Überstandes bei 650 mµ im Colorimeter ausgemessen.

Die meisten Autoren benutzen für die Phosphatidbestimmung die Methode oder eine Modifikation von BARTLETT (1959). Diese Bestimmung oder andere Lipidmessungen werden entweder ohne vorherige Lipidelution vom Kieselgel (HABERMANN, BANDTLOW u. KRUSCHE, 1961; DOIZAKI u. ZIEVE, 1963; ROBINSON u. PHILLIPS, 1963; NICHOLS, 1963 und 1964; CHRISTIAN, JAKOVCIC u. YI YUNG HSIA, 1964; BIEZENSKI, 1964; PARKER u. PETERSON, 1965; SCHRAPPE u. STÖCKERT, 1965; BADZIO u. BOCZON, 1966) oder nach einer entsprechenden Extraktion durchgeführt (SKIDMORE u. ENTENMAN, 1962; VACIKOVA, FELT u. MALIKOVA, 1962; ABRAMSON u. BLECHER, 1964; SKIPSKI, PETERSON u. BARCLAY, 1964; ANGELICO, CAVINA, D'ANTONA u. GIOCOLI, 1965; BOHNER, SOTO u. COHAN, 1965; GLOSTER u. FLETCHER, 1966; MORIN, 1966; BIEZENSKI, 1967; ZAHLER, 1967; WILLIAMS, KUCHMAK u. WITTER, 1969). Eine Elution der an Kieselsäure imprägnierten Lipide durch Säulenchromatographie erfolgt durch die Autoren DAVISON u. GRAHAM-WOLFAARD (1964) bzw. CUZNER u. DAVISON (1967).

Anstelle von Anthron (RAPPORT, GRAF u. SCHNEIDER, 1964) kann für die Glykolipidbestimmung auch Resorcin (GEE, 1962) verwendet werden.

Veresterte Fettsäuren (besonders Glyceride) lassen sich colorimetrisch durch Bildung eines Hydroxamsäure-Komplexes in Anlehnung an die Methoden von HILL (1947), HACK (1955) sowie MORGAN u. KINGSBURY (1959) nach Dünnschichtchromatographie messen (SKIDMORE u. ENTENMAN, 1962; VIOQUE u. HOLMAN, 1962; WALSH, BANARIK u. GILLES, 1965; GLOSTER u. FLETCHER, 1966).

Ein universelles colorimetrisches Verfahren zur Lipidbestimmung ist die Anwendung der Chromschwefelsäure-Oxydation nach dünnschichtchromatischer Auftrennung der Lipide (AMENTA, 1964; WALSH, BANARIK u. GILLES, 1965; FREEMAN u. WEST, 1966).

Als besondere Form der colorimetrischen Messung, die zur photometrischen überleitet, kann die infrarotspektrophotometrische Bestimmung von Glyceriden nach Auskratzen und Elution gelten (SKIPSKI, GOOD, BARCLAY u. REGGIO, 1968).

4. Photodensitometrische Bestimmungen:

Die photodensitometrische Bestimmung stellt das einfachste Prinzip einer quantitativ-dünnschichtchromatographischen Auswertung dar, gewinnt in jüngerer Zeit zunehmend an Bedeutung und löst vielfach colorimetrische Verfahren ab. Sie beruht auf einer Verkohlung der Lipide auf der Dünnschichtplatte durch Phosphorsäure (BARRETT, DALLAS u. PADLEY, 1962), Perchlorsäure (PEIFFER, 1962), Schwefelsäure (ALLING, 1965), Ammoniummolybdat/Perchlorsäure (CHRISTENSEN LOU, CLAUSEN u. BIERRING, 1965), Chromschwefelsäure (PRIVETT, BLANK u. LUNDBERG, 1961; PRIVETT u. BLANK, 1963; BLANK, SCHMITT u. PRIVETT, 1964; ROUSER, GALLI u. LIEBER, 1964; KAUFMANN u. MUKHERJEE, 1965; KAUFMANN, RADWAN u. AHMAD, 1966; LOUIS-FERDINAND, THERRIAULT, BLATT u. MAGER, 1967), Eisessig/Schwefelsäure (SANDHOFF, HARZER u. JATZKEWITZ, 1968), Sulfurylchlorid (BIERNOTH, 1968; HARZER, WÄSSLE, SANDHOFF u. JATZKEWITZ, 1968) oder Kupferacetat (FEWSTER, BURNS u. MEAD, 1969) und einer anschließenden photometrischen Transmissionsmessung bzw. densitometrischen Reflexions-(Remissions-)messung der optischen Dichte des Substanzfleckes. Die Anwendung dieser Methode erfordert allerdings mehrere Voraussetzungen: 1. gleichmäßige Schichtdicke der Dünnschichtplatten, die am besten durch die Benutzung eines automatischen Beschichtungsgerätes ermöglicht wird, 2. homogenes strichförmiges Auftragen des Substanzgemisches zur Erzielung gleichmäßiger Substanzflecken, am besten mit einem Auftragsgerät (WÄSSLE u. SANDHOFF, 1968; STAHL u. DUMONT, 1969), 3. gute Auftrennung der Lipide auf der Dünnschichtplatte, 4. gleichmäßiges Ansprühen oder Bedampfen der Schicht unter konstanten Bedingungen, 5. geeignetes Gerät zur densitometrischen Auswertung der Substanzflecken (z.B. neues Chromatogramm-Spektralphotometer der Fa. Zeiß, Oberkochen).

Da gesättigte Verbindungen nach Verkohlen mit einfachen Säuren (Schwefelsäure) eine geringere optische Dichte haben als ungesättigte, sind das Chromschwefelsäure-, Sulfurylchlorid- oder Eisessig/Schwefelsäure-Reagens vorzuziehen, welche solche Unterschiede nicht machen sollen (KAUFMANN u. MUKHERJEE, 1965; SANDHOFF, HARZER u. JATZKEWITZ, 1968).

Es hat sich darüber hinaus gezeigt, daß auf einer Dünnschichtplatte nicht alle Lipide auf einmal aus einem Gesamtlipidextrakt aufgetrennt werden können (vgl. S. 21). Es empfiehlt sich daher, entweder zunächst eine säulenchromatographische Vorfraktionierung der Gesamtlipide in verschiedene Lipidgruppen (Neutrallipide,

Phosphatide, Glykolipide) und dann erst die Dünnschichtchromatographie vorzunehmen, oder gleich aus einem Gesamtextrakt mit verschiedenen Fließmitteln auf mehreren Platten eine Gruppentrennung durchzuführen (vgl. auch HARZER, WÄSSLE, SANDHOFF u. JATZKEWITZ, 1968). Für die Auftrennung von Neutrallipiden eignen sich besonders Petroläther-Diäthyläther-Essigsäure-Mischungen, für Phosphatide saure Chloroform-Methanol-Wasser-Mischungen und für Glykolipide neutrale oder basische Chloroform-Methanol-Wasser-Mischungen (S. 22 ff.).

Die Dünnschichtplatte kann zur direkten Transmissionsmessung auch mit Paraffin in Äther (NESKOVIC, 1967) oder dem käuflichen Tuffilm-Spray transparent gemacht werden (SQUIBB, 1963). Es kann auch ein Photogramm (Polaroidfilm) (PRIVETT, BLANK u. LUNDBERG, 1961; PRIVETT u. BLANK, 1963; BLANK, SCHMITT u. PRIVETT, 1964; SIAKOTOS u. ROUSER, 1966) oder Neatanstreifen der Dünnschichtplatte ausgewertet werden (CSALLANY u. DRAPER, 1962; MORIN, 1966).

Über die Beeinflussung der Schichtdicke, des RF-Wertes, der Plattenentwicklung und anderer Faktoren auf die densitometrische Auswertung berichtet DALLAS (1968).

5. Titrimetrische Bestimmung:

Von JURRIENS, VRIES u. SCHOUTEN (1964) werden Glyceride mit Perchlorsäure im Überschuß versetzt und mit Natriumarsenitlösung zurücktitriert. Fettsäuren werden von SKIPSKI, GOOD, BARCLAY u. REGGIO (1968) ebenfalls titrimetrisch bestimmt.

6. Radiometrische Bestimmungen:

Literatur siehe Seite 19.

9. Tabellarische Übersicht über Methoden zur Bestimmung von Liquorlipiden

In der Tabelle 1 sind die wichtigsten erprobten und auch gebräuchlichen Methoden für die Bestimmung von Lipiden im Liquor cerebrospinalis zusammengestellt, um das Aufsuchen der Vorschrift für spezifische Fragestellungen zu erleichtern.

Tabelle 1. *Übersicht über wichtige und erprobte Lipidbestimmungsmethoden für den Liquor cerebrospinalis. In Klammern Seitenhinweise für Literaturangaben in der vorliegenden Arbeit*

Lipide	Bestimmungsmethode
Gesamtlipide	1. Gravimetrische Bestimmung (S. 9). 2. Bestimmung der Lipoidzahl nach RIEBELING (S. 10). 3. Colorimetrische Mikrobestimmung mit Dichromatschwefelsäure (S. 10). 4. Colorimetrische Mikrobestimmung mit Sulfophosphovanillin (S. 10).
Gesamtcholesterin	1. Gravimetrische Bestimmung nach Digitoninfällung (S. 11). 2. Colorimetrische Mikrobestimmung mit dem Liebermann-Burchard-Reagens (S. 12). 3. Colorimetrische Mikrobestimmung mit dem Eisenchloridreagens (S. 13). 4. Fluorometrische Mikrobestimmung (S. 13). 5. Säulenchromatographische Abtrennung mit nachfolgender gravimetrischer oder colorimetrischer Bestimmung (S. 13).
Freies Cholesterin	1. Gravimetrische Mikrobestimmung nach Digitoninfällung (S. 11). 2. Colorimetrische Mikrobestimmung nach Digitoninfällung (S. 11). 3. Fluorometrische Mikrobestimmung nach Digitoninfällung (S. 13). 4. Säulenchromatographische Abtrennung mit nachfolgender gravimetrischer oder colorimetrischer Bestimmung (S. 13).

Tabelle 1 (Fortsetzung)

Lipide	Bestimmungsmethode
	5. Papierchromatographische Abtrennung mit nachfolgender colorimetrischer Bestimmung oder densitometrischer Auswertung (S. 14).
	6. Dünnschichtchromatographische Abtrennung mit nachfolgender colorimetrischer Bestimmung oder densitometrischer Auswertung (S. 14 ff.).
Verestertes Cholesterin	1. Digitoninfällung mit nachfolgender gravimetrischer, colorimetrischer oder fluorometrischer Mikrobestimmung nach entsprechender Vorfällung des freien Cholesterins und Hydrolyse der Cholesterinester (S. 11 und 13).
	2. Bestimmungsmethoden wie freies Cholesterin 4—6.
Gesamtphosphatide	1. Colorimetrische Mikrobestimmung des Lipidphosphors nach Veraschung und Bildung eines Phosphomolybdatkomplexes (S. 14—15).
	2. Säulenchromatographische Abtrennung mit nachfolgender gravimetrischer oder colorimetrischer Bestimmung (S. 15).
Einzelphosphatide (Lecithin, Kephalin, Sphingomyelin etc.)	1. Mikrobestimmung von Phosphatiden (nach Hydrolyse und Hexanolextraktion) mit Fluorodinitrobenzol (S. 15).
	2. Colorimetrische Plasmalogenbestimmung mit dem Schiffschen Reagens (S. 15).
	3. Säulenchromatographische Abtrennung einzelner Phosphatide mit nachfolgender colorimetrischer Bestimmung (S. 15).
	4. Papierchromatographische Auftrennung mit nachfolgender Elution und colorimetrischer Lipidphosphorbestimmung oder densitometrischer Auswertung (S. 16).
	5. Dünnschichtchromatographische Auftrennung mit nachfolgender colorimetrischer Lipidphosphorbestimmung oder densitometrischer Auswertung (S. 19).
Gesamtglykolipide	Lipidzuckerbestimmung (S. 16).
Einzelglykolipide (Cerebroside, Ganglioside)	1. Säulenchromatographische Abtrennung mit nachfolgender colorimetrischer Zuckerbestimmung (S. 16).
	2. Bestimmung der lipidgebundenen Neuraminsäure (S. 17).
	3. Mikrobestimmung (nach milder Hydrolyse, Hexanolextraktion und nochmaliger Hydrolyse) mit Fluorodinitrobenzol (S. 16).
	4. Dünnschichtchromatographische Auftrennung mit nachfolgender colorimetrischer Zuckerbestimmung oder densitometrischer Auswertung (S. 19 ff.).
Neutralfette	1. Berechnung durch Abzug des Phosphatid-, Cholesterin- und Glykolipidanteils von der Gesamtlipidmenge (S. 17).
	2. Säulenchromatographische Abtrennung mit nachfolgender gravimetrischer Bestimmung (S. 17).
	3. Papierchromatographische Abtrennung mit nachfolgender densitometrischer Auswertung (S. 17).
	4. Dünnschichtchromatographische Abtrennung mit nachfolgender densitometrischer Auswertung (S. 19 ff.).
Fettsäuren	1. Mikrobestimmung der freien Fettsäuren nach Extraktion, Ausschütteln mit Heptan und Titration (S. 18).
	2. Säulenchromatographische, papierchromatographische oder dünnschichtchromatographische Abtrennung der freien Fettsäuren mit nachfolgender gravimetrischer, titrimetrischer oder densitometrischer Auswertung (S. 18 und 19 ff.).
	3. Gaschromatographische Analyse der Fettsäuren, evtl. Kombination mit Massenspektrometrie (freie Fettsäuren, oder veresterte Fettsäuren nach Isolierung einzelner Lipidfraktionen und Hydrolyse) (S. 18).

D. Ergebnisse von Liquorlipiduntersuchungen

I. Die Gesamtlipide bzw. Gesamtfette des Liquor cerebrospinalis
(Tabelle 2)

a) In mehreren älteren Arbeiten finden sich Angaben mehr allgemeinen Charakters über Fette im Liquor cerebrospinalis:

MÜLLER (1885) gewann bei einem Kleinkind mit einer „hitzigen Krankheit", die mit krampfartigen Zuckungen und einer Zunahme des Kopfumfanges einherging, aus dem Ventrikelliquor 5 mg-% eines Ätherextraktes (gelbliche Fetttröpfchen).

YVON (1877) berichtete über eine Trübung des Liquors, die durch Fette verursacht und nach Ausschütteln mit Äther aufgehoben wurde. Lipidlösungsmittel nahmen überhaupt Fette und Spuren gelbfärbender Substanzen auf. Er gab eine Menge von 0,366 (mg-%?) an Fettsubstanzen an, ohne methodische Hinweise zu geben.

SALKOWSKI (1901) gewann einen fettigen Rückstand durch Ätherextraktion eines leicht getrübten, strohgelben Liquors an einer Leiche bei einem chronischen Hydrocephalus.

CORIAT (1903) fand Spuren von Fett im leicht getrübten, gelben Liquor eines 42jährigen Patienten mit angeborener hydrocephalischer Imbezillität.

MOTT (1910) berichtete, daß im normalen Liquor Lipide nicht vorhanden seien.

Noch 1912 konnte KOPETZKI nach Behandlung des Liquors mit Schwefelsäure-Wasser- sowie Amylalkohol-Salzsäure-Gemischen Fett nicht oder nur in Spuren im Normalliquor auffinden, eine Vermehrung zeigte sich bei entzündlichen Erkrankungen, Tumoren, amaurotischer Idiotie, Hirnembolie und Eklampsie. Kein Fett oder höchstens geringe Mengen waren bei Hirnprellungen und Hydrocephalus nachzuweisen.

Neben der mikroskopischen Darstellung von Cholesterintafeln wurde von PLAUT, REHM u. SCHOTTMÜLLER (1913) in einem Leitfaden zur Untersuchung der Cerebrospinalflüssigkeit auch über die Auffindung von Fettnadeln bei einem Cholesteatom berichtet.

Eine gewisse Bestätigung erfuhren diese älteren Befunde durch Untersuchungen von CROSBY u. WEILAND (1953), die ergaben, daß eine Xanthochromie des Liquors nicht nur durch Hämoglobin, Bilirubin, Carotinoide und Pigmente, sondern auch durch lipid- und fettähnliche, in Lipidlösungsmitteln lösliche Substanzen hervorgerufen würde.

b) Die erste eigentliche quantitative Untersuchung wurde von OKUDA (1938) mit der Methode von PINCUSSEN (1928) durchgeführt. Bei 28 Neugeborenen ergab sich ein Gesamtlipidgehalt von 20—90 mg-%.

Mit der modifizierten Chromatmethode von BANG-BLOOR bzw. RAPPAPORT-ENGELBERG ermittelte SEUBERLING (1938) einen Gesamtfettgehalt von durchschnittlich 5 mg-%, wobei die Menge entsprechend einem dargestellten Schema vom Ven-

Tabelle 2. *Werte für die Gesamtlipidmenge im normalen Liquor und pathologische Vermehrung,
nach verschiedenen Verfahren*
(PC = Papierchromatographie, SC = Säulenchromatographie)

Autoren	Methode	Normal-gehalt in mg-%	Vermehrung
YVON, 1877		0,366	Delirium tremens, Eklampsie, akute Poliomyelitis, chronischer Hydro-cephalus, Kleinhirntumor, Tay-Sachssche Erkrankung, Hirnembolie, tuberkulöse Meningitis, Meningo-kokken- und eitrige Meningitis
KOPETZKI, 1912	Alkohol-Säure-Extraktion	0	
OKUDA, 1938	Pincussen	20—90	
SEUBERLING, 1938	Bang-Bloor, Rappaport-Engelberg	5	Hirntumor, Poliomyelitis, Trigeminusneuralgie, Arachnitis (multiple Sklerose)
CARREGA, BRAGE u. RIVAS, 1947, 1948		1,7	Epilepsie, perniciöse Anämie
JANBON, BERTRAND u. IZARN, 1949		50—100	Neuromyelitis optica
ROBOZ, HESS, DINELLA u. CEVALLOS, 1958	Bragdon, Gravimetrie	2,45—2,50	
PINTOZZI u. SPICCIARELLI, 1959	Monasterio, Sulphophospho-vanillin-Reaktion	0	Tuberkulöse Meningitis, Hirntumor
BLOMSTRAND, 1960	Gravimetrie	1,28	
CURTIS u. SEIPEL, 1961	PC	1,39	
TOURTELLOTTE u. Mitarb., 1958, 1959, 1962	Bloor	1,252	
1961			Hyperlipämie bei Myxödem
1962			Metachromatische Leukodystrophie, Niemann-Picksche Krankheit, Tay-Sachssche Erkrankung
1964 u. 1969			Multiple Sklerose
1963, 1965			Tay-Sachssche Erkrankung
SCHRAPPE u. STÖCKERT, 1965	Sulfophospho-vanillin-Reaktion	1,25	
FARSTAD, 1965	SC	2,83	
PILZ	Gravimetrie, (Sulfophospho-vanillin-Reaktion)	1,8—2,5	Multiple Sklerose (metachromatische Leukodystrophie, infantile amaurotische Idiotie, ent-zündliche, raumfordernde und de-generative cerebrale und spinale Prozesse, Polyneuropathie)

trikelliquor (etwa 0,7 mg-%) über den cisternalen (etwa 3,3 mg-%) zum lumbalen Liquor (etwa 6 mg-%) zunahm. Obwohl der Autor seine Arbeit „Über den Gehalt des Liquors an Fettsäuren" betitelte, muß nach den methodischen und im Text erwähnten Angaben angenommen werden, daß tatsächlich Bestimmungen der Gesamtlipide durchgeführt wurden. Bei multipler Sklerose war nur in Einzelfällen eine Vermehrung vorhanden, sie fand sich aber regelmäßig bei Hirntumoren, Poliomyelitis, rheumatischer Trigeminusneuralgie und postoperativer Arachnitis.

Von RIEBELING (1939) wurde der Begriff der „Lipoidzahl" des Liquors eingeführt. Er verstand darunter das Verhältnis des mit Chromschwefelsäure oxydierbaren ätherlöslichen Rückstandes zur Liquormenge. Sie war bei einer Reihe neurologischer Erkrankungen oft die einzig nachweisbare Veränderung im Liquor.

Gleichartige Untersuchungen von LIER (1940) zeigten eine Parallelität zwischen Lipoidzahl und Gesamteiweiß, aber keine Korrelation zur Zellzahl und den Kolloidreaktionen. Eine hohe Lipoidzahl wurde bei seniler und arteriosklerotischer Demenz beobachtet, bei Neurolues war sie dagegen nicht erhöht.

CARREGA, CASAFFOUSTH, BRAGE u. RIVAS (1947) stellten bei 18 Patienten mit genuiner Epilepsie nicht nur während der Anfälle, sondern auch im freien Intervall einen erhöhten Lipidgehalt des Liquors (2,1—3,7 mg-%) gegenüber Normalwerten aus der Literatur (Spuren bis maximal 2,1 mg-%) fest, ohne jedoch die benutzte Methode zu erwähnen. Im Blut waren entsprechende Veränderungen nicht vorhanden. Auch bei perniciöser Anämie mit und ohne neurologische Symptome waren die Liquorlipide bis auf 5,3 mg-% vermehrt, nach Behandlung mit Leberextrakten und Folsäure waren die Werte rückläufig (1948). Eine Parallelität der Veränderung zwischen Blut- und Liquorlipiden war auch hierbei nicht nachweisbar.

JANBON, BERTRAND u. IZARN (1949) bestimmten in einem Fall von Neuromyelitis optica subacuta einen erhöhten Lipidgehalt von 500 mg-% im bräunlich verfärbten Liquor, dagegen war die Menge bei Myelitis optica nach Masern normal (50 bis 100 mg-%). Die Autoren gaben ebenfalls keine methodischen Hinweise an.

c) 1958 gelang es ROBOZ, HESS, DINELLA u. CEVALLOS mittels Chloroform-Methanol-Extraktion gravimetrisch und durch Dichromatoxydation nach BRAGDON aus eingeengtem Liquor eine Gesamtlipidmeng von 2,45—2,50 mg-% zu erhalten, es wurden allerdings wahrscheinlich auch pathologische Liquoren mit erfaßt.

Vergleichende Untersuchungen nach der Methode von MONASTERIO und durch die Sulfophosphovanillin-Reaktion von PINTOZZI u. SPICCIARELLI (1959) ergaben mit letzterer Methode etwas geringere Werte. Im normalen Liquor war damit kein Fett nachzuweisen, in 21 Fällen von tuberkulöser Meningitis wurde dagegen eine Menge von 2,7—8,5 mg-% bzw. 2,2—6,0 mg-% beobachtet. Eine Erhöhung war auch bei Hirntumoren vorhanden, während bei Anfallsleiden, Keuchhustenencephalitis, tuberkulöser Meningitis (nach Behandlung) und Bronchopneumonie die Ergebnisse negativ verliefen.

Die papierchromatographische Bestimmung der Gesamtlipide aus 5—10 ml Liquor durch CURTIS u. SEIPEL (1961) nach Extraktion der Flecken und gravimetrischer Bestimmung ergab einen Normalgehalt von 1—2 mg-% (durchschnittlich 1,39 mg-%). Die Autoren betonten, daß die erhaltene Menge von den angewandten Extraktionsverfahren abhängig sei. Die besten Ergebnisse wurden mit einer Mischung von wasserfreiem Methanol und Methylal (Dioxymethan) (DELSAL) oder durch die Extraktion des gefriergetrockneten Rückstandes mit siedendem Chloroform-Methanol erzielt.

Mit einer von der Arbeitsgruppe um TOURTELLOTTE modifizierten Ultramikromethode nach BLOOR war es möglich, noch 2 μg an Lipiden zu erfassen (1958). Der durchschnittliche Lipidgehalt des normalen Liquors betrug 1,252 bzw. 1,254 mg-% (0,766—1,738 mg-%) und war bei männlichen Personen etwas höher als bei weiblichen (1958, 1959, 1962). Es ergab sich eine Ähnlichkeit des Lipidmusters zwischen Serum und Liquor, beim Bezug der Lipide auf den Proteingehalt war im Serum jedoch die doppelte Menge an Lipiden vorhanden. Bei Hyperlipämie infolge Nephrose war die Lipidmenge erniedrigt, infolge Myxödems erhöht. Bei verschiedenen Sphingolipidosen (Niemann-Picksche Erkrankung) zeigte sich stets eine Erhöhung des Gesamtlipidgehaltes bis zur 6fachen Menge (1961, 1962, 1963, 1965). Auch bei Fällen von multipler Sklerose waren die Liquorlipide leicht vermehrt (1964 und 1969), teilweise in Abhängigkeit vom Verlauf. Aus einem normalen Sammelliquor von mehreren Patienten (140 ml) einer neurologischen Klinik (normale Zellzahl und normaler Eiweißgehalt des Liqours) gewann BLOMSTRAND (1960) nach Einengung des Liquors in einer Kolloidumhülse und nachfolgender Extraktion mit Chloroform/Methanol sowie Waschen des Extraktes 1,28 mg-% an Gesamtlipiden.

Im Rahmen von Fettsäurebestimmungen der Gesamtlipide und einzelner Lipidfraktionen ermittelte FARSTAD (1965) einen Gesamtlipidanteil eines Sammelliquors psychiatrischer Patienten ohne Zeichen einer hirnorganischen Störung von 2,83 mg-%. Dieser Wert wurde durch Addition der säulenchromatographisch aufgetrennten Einzellipidfraktionen berechnet, dabei wurde unterstellt, daß das freie Cholesterin etwa 40% des Gesamtcholesterins ausmacht.

SCHRAPPE u. STÖCKERT (1965) ermittelten mit Hilfe der Sulfophosphovanillin-Reaktion direkt aus dem lyophilisierten Liquortrockenrückstand oder aus einem Chloroform-Methanol-Extrakt etwa 1,25 mg-% an Gesamtlipiden.

d) In eigenen Untersuchungen wurden zunächst Liquorproben für die Dünnschichtchromatographie nach Gefriertrocknung mit Chloroform/Methanol 2:1 extrahiert, anschließend der Extrakt einer „Folch-Verteilung" unterzogen und gravimetrisch die Gesamtlipidmenge bestimmt (PILZ u. FRICK, 1966). Bei einer Reihe von normalen Liquoren (aus dem Krankengut einer Nervenklinik ohne Veränderungen des Zell- oder Proteingehaltes im Liquor) fand sich dabei ein Gesamtlipidanteil von durchschnittlich 4,1 mg-% (2,6—6 mg-%). Entsprechende Untersuchungen zeigten bei infantiler metachromatischer Leukodystrophie 15,7 mg-%, bei infantiler amaurotischer Idiotie 15,6 mg-%, bei essentieller Hyperlipidämie 7,2 mg-% und bei drei degenerativen Hirnerkrankungen des Kleinkindesalters 3,6, 4,7 und 17,5 mg-%. Diese Werte sind allerdings nur insofern bedingt verwertbar, als einerseits die gravimetrische Messung der geringen Lipidmenge aus 5—10 ml Liquor mit einer erheblichen Fehlerbreite einhergeht und andererseits ein einmaliges Waschen eines Lipidextraktes nach allgemeiner Erfahrung noch nicht alle nichtlipidalen Bestandteile entfernt. Für die mit einer orientierenden quantitativen Mikromethode (PILZ, 1967) durch Sulfophosphovanillin-Reaktion ermittelten Gesamtlipidwerte aus 1—3 ml Liquor (Tabelle 7) gelten ähnliche Einschränkungen, da die Eichkurve verhältnismäßig flach verläuft und nicht genau durch den Nullpunkt geht (s. Besprechung der Ergebnisse). Die damit festgestellten Werte bei den verschiedensten neurologischen Erkrankungen liegen daher ebenfalls relativ hoch.

Um einen Eindruck von der Absolutmenge an Lipiden des Liquors zu erhalten, wurden daher 60 ml bzw. 300 ml eines normalen Sammelliquors (Proteingehalt ca. 40 mg-%) gefriergetrocknet, mit Äthanol/Diäthyläther 3:1 und mit Chloroform/Methanol 2:1 extrahiert. Der erneut in Chloroform/Methanol aufgenommene vereinigte Extrakt wurde zweimal gewaschen und schließlich noch zur abschließenden Reinigung in Anlehnung an WELLS u. DITTMER (1963) über eine Sephadexsäule geschickt. Die gravimetrische Auswertung ergab eine Menge von 2,5 mg-% bzw. 1,8 mg-% an Gesamtlipiden. Die gleiche Prozedur bei einem Sammelliquor (60 ml) von Multiple-Sklerose-Patienten (Proteingehalt 70 mg-%) erbrachte 7 mg-%.

II. Das Cholesterin des Liquor cerebrospinalis

1. (Mikroskopischer) Nachweis von Cholesterinkristallen

Von einigen Autoren wurde der einfache qualitative, meist mikroskopische Nachweis von Cholesterinkristallen im Liquor beschrieben.

Bereits in der ältesten, bisher bekannten Untersuchung über Cholesterin im Liquor von SCHLOSSBERGER (1851) wurde angegeben, daß im Ätherextrakt vom Liquor, welcher bei der Sektion eines Kindes mit Hydrocephalus gewonnen worden war, Cholesterin an seiner charakteristischen Form unter dem Mikroskop erkannt werden konnte.

MÜLLER (1885) fand ebenfalls im Ätherextrakt vom Ventrikelliquor eines Kleinkindes mit einer „Hirnentzündung" mikroskopisch Cholesterin.

Auch PIGHINI (1909) erwähnte die Auffindung kristallisierter Cholesterinmassen im Lipidextrakt. MOHR (1912) fand typische Cholesterintafeln im Nativliquor nach Abzentrifugieren bei einem Fall mit Verdacht auf Conus-Caudatumor, BOYD (1920) Cholesterinkristalle in einem Fall von Tumor des Chiasma opticum. DEL DIESTRO (1925) konnte Cholesterinkristalle im Liquor bei Kindern mit einer Acetonämie und gleichzeitiger Hypercholesterinämie, NAGEL (1933) typische Cholesterintafeln bei einem Fall von Hirncholesteatom nachweisen. Den Autoren OSNATO, KILLIAN, GARCIA u. MATTICE (1927) gelang es demgegenüber nicht, Cholesterinkristalle bei 2 Fällen von Epilepsie im Lipidextrakt aufzufinden. Auch EMANUEL (1927) fand keine Cholesterinkristalle bei einem cholesteatomatös bzw. xanthomatös entarteten Endotheliom.

2. Cholesterinnachweis durch Hemmung der Saponinhämolyse (Tabelle 3)

Die von RANSOM beschriebene Methode wurde zuerst von HAUPTMANN (1910) für den Liquor angewandt. Während in 91 Normalfällen die Reaktion negativ verlief, konnte in einem großen Teil von Erkrankungen, die mit einem Zerfall von Nervensubstanz einhergingen (Rückenmarkstumoren, cerebrale Erweichungen und Blutungen, Tabes dorsalis, Lues cerebri, multiple Sklerose, zum Teil auch Epilepsie) eine hämolysehemmende Wirkung beobachtet werden.

PRIBRAM (1912) stellte auf diese Weise ebenfalls Cholesterin im Liquor fest, welcher aus einer Nasenliquorfistel gewonnen wurde. Aus der Arbeit geht nicht eindeutig hervor, ob der angegebene Wert von 59 mg-% auf diese Weise oder gravimetrisch erhalten wurde.

Tabelle 3. *Werte für Gesamtcholesterin (und freies Cholesterin) im normalen Liquor und pathologische Vermehrung, nach verschiedenen nichtchromatographischen Verfahren*

Autoren	Methode	Normalgehalt in mg-%		Vermehrung
		Freies Chol.	Ges.-chol.	
HAUPTMANN, 1910	Saponin-hämolyse		0	Spinale Tumoren, cerebrale Erweichungen, Neurolues, Epilepsie, multiple Sklerose
PRIBRAM, 1912	Saponin-hämolyse		59	
BETCHOV, 1923	Saponin-hämolyse		0,25—0,80	Cerebrale Blutungen u. a.
BROWN, GILDEA u. MAN, 1939	Gravimetrie		0,1—0,5	
CARREGA, BRAGE u. RIVAS, 1947, 1948		0,002—0,005	0,13—0,24	Epilepsie (bes. freies Chol.), perniciöse Anämie, funikuläre Myelose
POSER u. CURRAN, 1957, 1958	Turbidi-metrie		0,1	Entzündliche und tumoröse Erkrankungen des ZNS
PLUM, 1960	Turbidi-metrie		0,16	Epilepsie, multiple Sklerose u. a.
MANDELBOIM, 1955	Bloor		0,1—1,15	Epilepsie (bes. verest. Chol.)
WAN u. CARTER, 1966	Zak	0,07—0,23 (0,15)	0,16—0,60 (0,43)	Hydrocephalus, bes. verest. Chol. nach shunt-Op.

Vergleichende Untersuchungen mit der quantitativen Bloorschen Methode und der Saponinhämolyse wurden von LEVINSON, LANDENBERGER u. HOWELL (1921) angestellt. In der überwiegenden Mehrzahl der Fälle war eine Übereinstimmung vorhanden. Cholesterin fand sich bei zwei Fällen mit cerebralen Blutungen, nicht so regelmäßig bei Hirntumoren und Meningitis. Während beim Hirnabsceß nur Spuren bzw. kein Cholesterin auffindbar war, konnte es in diesem Fall jedoch quantitativ in vermehrter Menge aufgezeigt werden.

BETCHOV (1923) benutzte das Verfahren von BOIDIN und FLANDIN mit Verdünnungsreihen zur quantitativen Cholesterinbestimmung mittels Saponinhämolyse und fand im normalen Liquor eine Menge von 0,25—0,8 mg-% bzw. durchschnittlich 0,4 mg-% (0,004⁰/₀₀). Die höchsten Werte, nämlich 17,5 mg-%, fanden sich bei einer cerebralen Blutung, in anderen pathologischen Fällen schwankten die Mengen zwischen 0,2 mg-% und diesem Wert.

PERETZ (1929) wies schon im normalen Liquor Cholesterin nach, eine starke Erhöhung zeigte sich bei tuberkulöser und cerebrospinaler Meningitis, während die Werte bei Geisteskranken normal ausfielen.

Neben colorimetrischen Bestimmungen wurde auch von HOLTHAUS und WICHMANN (1934) die hier beschriebene Reaktion zur vergleichenden Orientierung angestellt. Dabei ergab sich, daß erst ab einer Cholesterinmenge von etwa 1 mg-% eine positive Reaktion zu erwarten war. NAGEL (1938) bemerkte, daß die Saponinhämolyse genügend empfindlich sei und den Vorteil einer raschen und leichten Durchführbarkeit besitze. Er war allerdings der Ansicht, daß eine Hämolyschemmung nicht nur durch Cholesterin, sondern u. U. auch durch andere Lipide stattfindet. Beziehungen zum Ausfall der Mastixreaktion wurden nicht aufgefunden. Der normale Liquor gab im allgemeinen nur eine angedeutete Hämolysehemmung.

3. Die gravimetrische Bestimmung des Cholesterins

Diese wurde im Liquor nur in wenigen Fällen ausgeführt. PIGHINI (1909) führte neben dem Nachweis von Cholesterinkristallen und der colorimetrischen Reaktion auch gravimetrische Messungen durch, die nach RITTER erhalten wurden und entsprechend dieser Methode recht ungenaue Werte ergaben.

Mit der Methode von MAN u. PETERS wurde von BROWN, GILDEA u. MAN (1939) das nach Alkohol-Diäthyläther-Extraktion in Anlehnung an WINDAUS mit Digitonin gefällte Cholesterin ebenfalls gravimetrisch bestimmt. Sie fanden bei Patienten ohne Meningitis oder Lues Mengen zwischen 0,1 und 0,5 mg-%, im Durchschnitt 0,39 mg-%. (Tabelle 3). Der Cholesteringehalt war dem Eiweißgehalt im allgemeinen proportional.

4. Die nephelometrische (turbidimetrische) Bestimmung des Cholesterins
(Tabelle 3)

Trübungsmessungen des mit Digitonin gefällten Cholesterins wurden erstmals von POSER u. CURRAN (1958) durchgeführt. Im normalen Liquor wurde damit nur verestertes Cholesterin nachgewiesen, während infektiöse entzündliche Erkrankungen und Tumoren des zentralen Nervensystems zum Auftreten von freiem Cholesterin und damit zur Vermehrung des Gesamtcholesterins führten. Bei multipler Sklerose und amyotrophischer Lateralsklerose wurde die Menge des freien Cholesterins als Index des demyelinisierenden Prozesses angesehen.

Auch von PLUM (1960) wurde mit der gleichen Methode freies Cholesterin bei 27 Normalpersonen nicht mit Sicherheit im Liquor nachgewiesen. Das Gesamtcholesterin betrug bis 0,45 mg-% (durchschnittlich 0,16 mg-%). Es wurden außerdem folgende Durchschnittswerte für Gesamtcholesterin und freies Cholesterin (in Klammern) bei verschiedenen neurologischen Erkrankungen erhoben: Epilepsie (68 Patienten) 0,24 mg-% (0,08 mg-%); aktive Phase der multiplen Sklerose (29 Patienten) 0,40 mg-% (0,19 mg-%); inaktive Phase der multiplen Sklerose (12 Patienten) 0,20 mg-% (0,09 mg-%); verschiedene neurologische Erkrankungen (46 Patienten) 0,22 mg-% (0,09 mg-%).

5. Die Gesamtcholesterinbestimmung mit colorimetrischen Verfahren (Tabelle 4)

Die teilweise schon vor der Jahrhundertwende entwickelten und leicht durchführbaren Farbreaktionen für Cholesterin führten nicht nur zur frühen Anwendung im Liquor, sondern auch dazu, daß der Cholesterinnachweis zur häufigsten Lipidbestimmung im Liquor überhaupt wurde. Wie bereits im methodischen Teil erwähnt, lassen sich diese Methoden auf wenige Grundreaktionen zurückführen. In einigen älteren Arbeiten sind genauere Angaben über die verwandte Methode nicht vermerkt, es findet sich lediglich der Hinweis, daß Cholesterin in der üblichen Weise bestimmt wurde.

Tabelle 4. *Gesamtcholesterinwerte im normalen Liquor sowie pathologische Vermehrung und Verminderung, ermittelt mit Hilfe colorimetrischer Verfahren*

Autoren	Methode	Normal-gehalt in mg-%	Ausgangs-menge in ml	Normalbefunde	Vermehrung	Starke Vermehrung	Verminderung
CHAUFFARD, LA-ROCHE u. GRI-GAUT, 1911	Grigaut	0,7—1,4		Paralyse, Urämie, Epilep-sie, Tabes, Taboparalyse, luische Meningomyelitis	Paralyse, Epilepsie, Tabes, tuberkulöse Meningitis, syphilit. Gumma, cerebrale Erweichung, traumatische Demenz, Erbsche Lähmung	Subarachnoidal-blutung	
SPOLVERINI, 1915	Autenrieth-Funk	0		Seröse, tuberkulöse u. bakt. Meningitis, syphilit. Hydroceph., Tetanie, Per-tussis, Rachitis, Nephritis, Peritonitis, Pneumonie	Tuberkulöse, seröse u. bakt. Meningitis, Polio-myelitis, syphilit. Hydrocephalus, Rachitis, Tetanie, Typhus, Eklampsie		
WESTON, 1915	Weston u. Kent		20—150		Senile u. organische De-menz, Paresen, Neurolues, Epilepsie, Dementia prä-cox, manisch-depress. Psychose, Hirnmetastasen, Gliom	Tuberkulöse Meningitis	
FABRIS, 1921	Grigaut	Spuren bis 1		Tuberkulöse Meningitis, Chorea, Encephalitis, Poliomyelitis, Meningitis cerebrospinalis, Nephritis, Urämie	Tuberkulöse Meningitis, Tetanus, Kleinhirntumor		Hydrocephalus, Meningoencephale Reaktion, Ikterus neonatorum
LEVINSON, LAN-DENBERGER u. HOWELL, 1921	Bloor	0 bis Spuren	3—15	Hirntumor, Meningitis	Hirnabsceß, tuberkulöse, bakterielle u. hämorrhagi-sche Meningitis, Neuro-lues, Paresen, cerebrale Blutung	Meningitischer Hydrocephalus	
DEPISCH u. RICHTER-QUITTNER, 1923	Autenrieth-Funk	0	3	Lues latens, traumatische Neurose, Amyloidnephrose	Lues cerebri und Lues verdacht, Hirnabsceß		
	Autenrieth-Funk	Spuren bis 1	10	Epilept. Intervall, Psycho-sen, Encephalitis, multiple Sklerose, cerebell. Ataxie	Allgemeine Paralyse, Neurolues, Dementia präcox	Epilepsie (präkonvulsiv)	

Poynder u. Russell, 1926	Autenrieth-Funk		10	Progressive Paralyse, Schizophrenie, Epilepsie, multiple Sklerose, postencephalit. Parkinsonismus	Progressive Paralyse		
Büchler, 1927	Autenrieth-Funk	0		Paralyse, Epilepsie, Encephalitis, Hirntumor, Littlesche Erkrankung, Schizophrenie, Neurasthenie, Hysterie	(Tabo-)Paralyse, Delirium tremens, Meningitis, Pseudobulbärparalyse, cerebraler Gefäßprozeß		
Roffo, 1927	Bloor	Spuren bis 0,25	6—10		Lues, Myocarditis, Urämie, Lungentuberkulose, Prostatahypertrophie, Ulcus duodeni, Kopfschmerzen	Schwere Lues, Mamma-, Lungen-, Ösophagus-, Kehlkopfcarcinom u. a.	
Levay u. Mosonyi, 1927	Bloor	1,4—1,7		Hydrocephalus, Mikrocephalie	Encephalitis, Meningitis, Poliomyelitis, Eklampsie		Hydrocephalus, Mikrocephalie
Eskuchen u. Lickint, 1928	Autenrieth-Funk	0	5—20 100	Multiple Sklerose, Epilepsie, Poliomyelitis, Meningoencephalitis, Hydrocephalus, Meningitis, Neurolues, Neurose, Diabetes mellit., Leberatrophie, Cholecystitis, Nephritis, Nephrose, Urämie, Gravidität	Bakterielle und epidemische Meningitis, progressive Paralyse, Epilepsie, Hydrocephalus	Epidemische Meningitis	
Kulkow u. Schamburow, 1928	Autenrieth-Funk	0,2—0,30	5—10	Meningitis, (Meningo-)Encephalitis, Polyneuritis, Radiculitis, Myelitis, Neurolues, multiple Sklerose, Epilepsie, Hirntumor, amyotrophische Lateralsklerose, Syringo- und Hämatomyelie	Meningitis, Meningoencephalitis, Hirn- und Rückenmarkstumor, multiple Sklerose	Streptokokkenmeningitis	
Sereny, 1929	Autenrieth-Funk	0,40—0,41	5—15	Neurolues, Encephalitis, Epilepsie, Hydrocephalus, traumatische Neurose, Hysterie	Encephalitis, Neuritis, multiple Sklerose, Neurolues, Chorea, posttraumat. Hysterie, postencephalitischer Parkinsonismus	Subarachnoidalblutung; eitrige, tuberkulöse u. epidemische Meningitis	Neurasthenie, Hydrocephalus

Tabelle 4 (Fortsetzung)

Autoren	Methode	Normal-gehalt in mg-%	Ausgangs-menge in ml	Normalbefunde	Vermehrung	Starke Vermehrung	Verminderung
Knauer u. Heidrich, 1931	Bloor	0,05—0,22	100	Epilepsie, Hydrocephalus hypersecretorius	Epileptischer Anfall, Hirntumor, Neurolues, Hirnarteriosklerose, Mikro- und Porencephalie	Meningitis, Encephalitis	Hydrocephalus hypersecretorius
Roncati, 1932	Autenrieth-Funk	(0,4—11)	2		Schizophrenie (nach Malariakur)		
Plaut u. Rudy, 1933; Plaut, 1934	Bloor	0—0,25	1—2	Epilepsie, multiple Sklerose, Schizophrenie, Tay-Sachssche Krankheit	Epilepsie, Neurolues, Meningitis, Poliomyelitis, Hirnabsceß, Hirntumor, Urämie, Hand-Schüller-Christiansche Erkrankung	Arteriosklerotische und senile Demenz	
Holthaus u. Wichmann, 1934	Bloor, Pelkan u. Allen	0,3—0,6	20—30	Meningitis, Neurolues, Lues latens, Epilepsie, Hirntumor, Hirnarteriosklerose, multiple Sklerose, Commotio cerebri, Parkinsonismus, Hysterie, Psychopathie, Schizophrenie, Migräne, Psychosen	Encephalitis, Meningitis, Myelitis, Hirntumor, Neurolues, Epilepsie, multiple Sklerose, Commotio cerebri, Parkinsonismus, Schizophrenie, Psychose, elektrischer Unfall, Migräne, Hirnarteriosklerose, Hydrocephalus, Schädelfraktur	Hirntumor	Hydrocephalus hypersecretorius
Roeder, 1939, 1940	Bloor (Plaut u. Rudy)	0—0,25 (—0,30)	1	Hirntrauma, Hirntumor, Neurolues, multiple Sklerose	Hirntrauma, Hirntumor, Neurolues, multiple Sklerose, Poliomyelitis, Arachnitis spinalis		
Barth, 1936	Plaut u. Rudy	0—0,25 (—0,30)	1	Neurolues, senile u. arteriosklerotische Demenz, Encephalitis, Meningitis, Hirntumor, Psychose, Neurose, Hysterie, Psychopathie, Hirntrauma, Migräne, Alkoholismus, frühkindliche Hirnschädigung	Neurolues, senile u. arteriosklerotische Demenz, Epilepsie, Encephalitis, Meningitis, Hirntumor, Radiculitis, multiple Sklerose, Hirnabsceß, Contusio cerebri, Schizophrenie, symptomatische Psychose, Migräne	Hirntumor	
Ederle, 1937	Bloor, Autenrieth-Funk	0,1—0,7		Epilepsie, Psychose, Tabes, progressive Paralyse	Eitrige Meningitis, Encephalomalacie, Hirntumor	Multiple Erweichungsherde	

	Autenrieth-Funk			progressive Paralyse	phalomalacie, Hirntumor	cnungsnerae	
GERMAIN u. BABIN, 1937; GERMAIN, 1938	Grigaut	0—1,0	2	Lues latens, Parkinsonismus, multiple Sklerose, senile Marksklerose	Meningoradiculitis, Encephalomalacie, Hirnarteriosklerose, cerebrale Blutung, Hirnabsceß, nichttuberkulöse Meningitis	Tuberkulöse Meningitis	
NAGY, 1938	Plaut u. Rudy	(0,1—0,3)	0,5—1	Neurolues, Neuritis, Myelitis, Epilepsie, Schizophrenie	Neurolues, Meningitis, Encephalitis, Schizophrenie, Hirntumor	Meningitis, Encephalitis	
KUJATH, 1942	Plaut u. Rudy	0,20—0,36	1—2 (20)	Schwachsinn, Epilepsie, Schizophrenie, Neurose, Lues, Chorea, tuberöse Sklerose, Schiefhals, Erziehungsschwierigkeiten	Encephalitis, Meningitis, Hirntumor, Poliomyelitis, genuine Epilepsie, tuberöse Sklerose, angeborene Lues, Chorea minor, Schwachsinn mit neurologischer Symptomatik, angeborener Schwachsinn, Schizophrenie		Mongolismus, Hydrocephalus, Schwachsinn
LAFONTAINE, 1947	Myers u. Wardell	0,14—0,41	10		Multiple Sklerose, Hirntumor, Neurolues, Meningitis	Tuberkulöse Meningitis	
ODESSKY, BEDO, ROSENBLATT, JENNINGS, SANDS, WEISLER u. NEWMAN, 1953	Bloor, Pelkan u. Allen	0—0,2				Masernencephalitis, Masernencephalomyelitis	
DZULYNSKA u. TOWPIK, 1954	Sackett		5		Neurolues, kongenitale u. asymptomatische Lues, multiple Sklerose, funikuläre Myelose	Hirntumor, Epilepsie, progressive Paralyse, Psychoneurose	
PINTOZZI u. SPICCIARELLI, 1959	(Monasterio)	0		Epilepsie	Tuberkulöse Meningitis		
ERSCHOW u. KUKINA, 1960		0,04—0,19	12—15		Virus-Polyradiculoneuritis, tuberkulöse Meningitis, Hirntumor	Akustikusneurinom	
SHEFF, GRETZ u. McMARLIN, 1961	Tschugaeff	0,1—0,5	1—5				
KULHANEK, 1962	Zlatkis (Rosenthal)	0,06—1,1	2	Neurose			

a) Cholesterinbestimmung mit negativem Ergebnis: ZDAREK (1902) führte im Ätherextrakt aus 370 ml Liquor die Liebermann-Burchard-Reaktion durch und erhielt ein negatives Ergebnis. Auch CORIAT (1903) fand im Liquor einer 42jährigen Patientin mit einem Hydrocephalus und Schwachsinn kein Cholesterin, Methoden sind nicht angegeben. MESTREZAT (1912) schloß sich nach Besprechung der Literatur der Meinung von GRIGAUT an, daß im normalen Liquor Cholesterin nicht vorhanden sei.

KATAKURA (1914, 1916) soll bei verscheidenen Geisteskrankheiten kein Liquorcholesterin gefunden haben.

LASCH (1924) wandte die Methode von AUTENRIETH-FUNK für den Chloroformextrakt aus 10—25 ml Liquor an, ihm war es nicht möglich, in 40 normalen und pathologischen Fällen Cholesterin aufzufinden, ein Nachweis gelang lediglich zweimal bei einer Blutbeimengung.

Mit der gleichen Methode und qualitativen Untersuchungen mit der Liebermann-Burchard- und Salkowski-Reaktion verliefen auch die Bemühungen von TSUCHIYA (1924) bei zwei Kontrollpersonen und 23 Fällen von Epilepsie, Schizophrenie, manisch-depressiver Psychose, Idiotie und Paralyse aus 10 bzw. 30 ml Liquor negativ.

Mit der Grigaut-Technik konnten GAROFEANU u. LAZAR (1925) ebenfalls kein Liquorcholesterin bei Schwangeren und Wöchnerinnen unter Verwendung von 5—50 ml Liquor aufzeigen. EMANUEL (1927) berichtete über eine 45jährige Frau mit einem cerebralen cholesteatomatös bzw. xanthomatös entarteten Endotheliom, bei welcher auf chemische Weise im Liquor trotz des Vorhandenseins verformter Plattenepithelzellen Cholesterin nicht nachzuweisen war.

b) Qualitativer colorimetrischer Cholesterinnachweis im Liquor: Soweit bisher bekannt, hat SCHLOSSBERGER (1851) als erster Cholesterin im Liquor nachgewiesen. Die Nervenflüssigkeit wurde bei einem einjährigen Jungen mit einem Wasserkopf bei der Sektion gewonnen, der Patient war nach einer wiederholten Punktion einem „Gehirnreiz" erlegen. Die gesammelte Flüssigkeit war klar, leicht gelblich, in ihr zeigten sich bei qualitativer Prüfung Spuren von Cholesterin, welches mit Äther extrahiert werden konnte (siehe auch S. 41).

Auch PANZER (1899) fand Cholesterin im Ätherextrakt aus 100 ml Liquor eines Kindes mit Hydrocephalus, welches intra partum punktiert wurde.

PIGHINI (1909, 1910) war es möglich, im (in Chloroform gelösten) Ätherextrakt aus 25 ml Liquor bei 88% von progressiver Paralyse, bei Schizophrenie und Epilepsie eine positive Liebermann-Burchard-Reaktion zu erhalten, während diese bei Alkoholismus, manisch-depressiver Psychose und apoplektischer Demenz negativ ausfiel.

MOTT (1910) wies Cholesterin bei degenerativen Prozessen des zentralen Nervensystems, praktisch in allen Fällen von Paralyse und chronischer Demenz nach.

Nach KAHN u. NEAL (1916) war mit der Bloorschen Methode Cholesterin nur in Spuren nachweisbar. KEESER u. KEESER (1926) führten Bestimmungen mit der nach BLOOR modifizierten Methode von IWATSURU durch und fanden eine Cholesterinzunahme (angeblich vorwiegend Cholesterinester) beim alkoholischen Delirium.

POYNDER u. RUSSELL (1926) fällten die Proteine in 10 ml Liquor mit Äthanol im alkalischen Milieu, extrahierten die Lipide mit Chloroform und führten die Liebermann-Burchard-Reaktion durch. Bei zwei von 30 Fällen mit progressiver Paralyse, bei Epilepsie, Psychosen und je einem Fall von multipler Sklerose und postencephalitischem Parkinsonismus war Cholesterin nicht nachweisbar. Es fand sich in Spuren bzw. in deutlich meßbarer Menge bei weiteren Fällen von progressiver Paralyse.

Im Rahmen von Untersuchungen über die Natur der spezifischen Antikörper der Wassermann-Reaktion im Liquor zeigte GOZZANO (1927), daß die Ätherextraktion die Wassermann-Reaktion abschwächte. Im Diäthylätherextrakt Wassermann-positiver Liquoren war die Salkowski- und Liebermann-Reaktion positiv (Ausgangsmenge mindestens 20 ml Liquor).

OSNATO, KILLIAN, GARCIA u. MATTICE (1927) führten Cholesterinbestimmungen aus 5—10 ml eingeengtem Liquor nach der Methode von MYERS und WARDELL in 22 Fällen von Epilepsie durch und fanden in 9 Fällen eine leicht, in 6 Fällen keine Farbreaktion. Lediglich einmal war eine größere Cholesterinmenge (10 mg-%) vorhanden.

Nach Verwendung von etwa 10 ml Liquor wurde von ROSEN, KRASNOW u. NOTKIN (1932) mit einer von den Autoren selbst modifizierten Methode in allen Fällen von Neurolues (Lues cerebrospinalis, Tabes, Paralyse) eine positive Cholesterinreaktion gefunden.

c) Quantitativer colorimetrischer Cholesterinnachweis im Liquor: In den meisten Arbeiten über den quantitativen colorimetrischen Cholesterinnachweis sind die im methodischen Teil dieser Darstellung besprochenen Bestimmungsmethoden angegeben. Wo diesbezügliche Hinweise fehlten, war es möglich, anhand der mitgeteilten Angaben eine nähere Zuordnung zu treffen.

Zur Erleichterung des Überblickes wurden die Befunde tabellarisch zusammengestellt (Tabelle 4). Im Text finden sich daher meistens nur noch kurze ergänzende Hinweise, Erklärungen und bemerkenswerte Ergebnisse.

Eine der ältesten Arbeiten mit quantitativen Angaben über Cholesterinwerte bei verschiedenen Krankheitsbildern stammt von CHAUFFARD, LAROCHE u. GRIGAUT (1911). Die Cholesterinvermehrung bei den in der Tabelle angegebenen Krankheiten (Epilepsie, Neurolues, Erweichungen) lag zwischen 1,5 und 3 mg-%, bei Subarachnoidalblutung fanden sich Werte von 14 und 22 mg-%.

SPOLVERINI (1915) untersuchte den Liquor bei 63 Kindern und konnte in Normalfällen sowie bei einer Reihe von Erkrankungen kein Cholesterin finden. Die erhöhten Werte, vorwiegend bei entzündlichen Prozessen, lagen zwischen 0,034 und 0,055% (3,4—5,5 mg-%).

WESTON (1915) gewann 85mal größere Liquormengen an Leichen 15 min bis 3 Std nach dem Tode. Die Messungen wurden im Vergleich zu bekannten Standardlösungen mit dem Autenrieth-Koenigsberger-Colorimeter durchgeführt. Der höchste Cholesterinwert bei tuberkulöser Meningitis betrug 2 mg-%.

Auch FABRIS (1921) führte seine Untersuchungen an 40 Kindern, davon 3 gesunden, durch. In Normalfällen fanden sich nur Spuren von Cholesterin bis zu Mengen von 0,01⁰/₀₀ (1 mg-%). Die höchsten Vermehrungen wurden mit 1,2 mg-% bei einem Kleinhirntumor; 1,63 mg-% bei Tetanus und 2,4 mg-% bei tuberkulöser Meningitis erreicht.

LEVINSON, LANDENBERGER u. HOWELL (1921) untersuchten von 168 Liquoren 74 quantitativ. Eine ausgesprochen große Menge an Cholesterin (103 mg-%) wurde bei einem meningitischen Hydrocephalus nachgewiesen.

Die pathologischen Befunde von DEPISCH u. RICHTER-QUITTNER (1923) wurden mit 0,14—0,15 mg-% angegeben (Neurolues, Hirnabsceß).

GOEBEL (1924, 1926) benutzte eine Modifikation der Autenrieth-Funk-Methode und erhielt damit bis zu 150 mg-% Cholesterin vor epileptischen Anfällen.

Der von Roffo (1927) bei 8 Normalpersonen gemessene Cholesterinanteil war entweder quantitativ nicht erfaßbar oder betrug höchstens 0,25 mg-%. Die erhöhten Werte (meistens über 10 mg-%) bei Krebskranken wurden im Zusammenhang mit der dabei auftretenden Hypercholesterinämie gesehen.

Büchler (1927) konnte unter normalen Bedingungen Cholesterin im Liquor nicht feststellen und fand es auch bei pathologischen Fällen nur verhältnismäßig selten. Er kam aufgrund seiner Untersuchungen zu dem Schluß, daß Cholesterin entweder bei einer Parenchymschädigung oder Gefäßalteration des Nervengewebes bzw. einer Schrankenstörung in den Liquor übergehen kann. Bei der Untersuchung von 100 Patienten konnte er nur in 12% der Fälle Cholesterin in folgender Konzentration nachweisen: progressive Paralyse 0,005—0,029; Taboparalyse 0,013—6,017; Apoplexie 0,027—0,036; Pseudobulbärparalyse 0,022; Delirium tremens 0,036 und Meningitis fibrinosa 0,027 (mg-% ?).

Levay u. Mosonyi (1927) gaben Normalwerte für gesunde Säuglinge zwischen 1,51 und 1,78 mg-% und für ältere Kinder zwischen 1,4 und 1,6 mg-% an. Bei den entzündlichen Erkrankungen des Zentralnervensystems konnte im Laufe der Besserung eine Abnahme der Cholesterinmenge beobachtet werden. Bei Hydro- und Mikrocephalus war das Liquorcholesterin teilweise auf 0,78 mg-% erniedrigt.

Eskuchen u. Lickint (1928) fanden bei Normalpersonen und Neurosen, Leberatrophie, Lipoidnephrose und anderen Krankheiten auch bei Vorliegen einer Hypercholesterinämie kein Cholesterin im Liquor. Die pathologischen Befunde lagen durchschnittlich um 1 oder 2 mg-%, lediglich bei epidemischer Meningitis wurden in einem Fall 11,5 mg-% beobachtet.

Kulkow u. Schamburow (1928) legten als Normalwert die von Robin (siehe S. 2) angegebenen Verhältnisse zugrunde, die zwischen 0,2 und 0,3 mg-% liegen sollen. In der Arbeit wurde dabei anscheinend mg-% mit g-% verwechselt. Nicht selten wurde kein Cholesterin, in manchen Fällen, wie multipler Sklerose (bis 0,34 mg-%) und Hirn- bzw. Rückenmarkstumor (bis 0,54 mg-%) eine geringe Vermehrung, bei Streptokokkenmeningitis ein Gehalt von 14,3 mg-% beobachtet.

Von Sereny (1929) wurden Normalbefunde nicht mitgeteilt, er berichtete jedoch über Fälle von Hysterie und Neurose. Legt man diese Befunde als Normalwerte zugrunde (0,40 mg-%), zeigt sich eine gewisse Verminderung beim Hydrocephalus und in einem Fall von Neurasthenie (0,29 bzw. 0,27 mg-%), eine starke Vermehrung bei Subarachnoidalblutung (1,3—1,4 mg-%) und eitriger (1,7—2 mg-%) bzw. epidemischer Meningitis (bis 2,55 mg-%).

Nach der Ansicht von Knauer u. Heidrich (1931) kamen die häufigen negativen Resultate über das Liquorcholesterin durch die Verwendung zu geringer Ausgangsmengen zustande. Die Autoren engten daher jeweils mindestens 100 ml Liquor (gewonnen nach Luftencephalographie) auf wenige Millimeter für die Bestimmungen ein. Die Untersuchungen ergaben einen gewissen Parallelismus zwischen dem Eiweiß- und Lipidgehalt. Die Normalwerte (0,05—0,22 mg-%) wurden bei Patienten mit postcommotionellen Zuständen erhalten, sie ergaben im Durchschnitt 0,114 mg-%. Der Durchschnittswert bei Epilepsie (0,106 mg-%) entsprach der Norm. Nur in oder kurz nach dem Anfall wurden erhöhte Werte beobachtet (0,249 mg-%). Ein erhöhter Cholesteringehalt fand sich auch in den meisten Fällen von Meningitis (1,799 mg-%) und Encephalitis (0,884 mg-%) sowie bei Hirntumoren (0,413 mg-%), cerebraler Arteriosklerose (um 0,35 mg-%), Mikro- und Porencephalie (0,1 bis

4,9 mg-%). Verhältnismäßig niedrige Werte wurden beim Hydrocephalus hypersecretorius beobachtet (0,052—0,1 mg-%).

Untersuchungen des Cholesterins vor und nach einer Malariakur bei Schizophrenie mit einer Modifikation der Autenrieth-Funk-Methode wurde von Roncati (1932) vorgenommen. Nach der Behandlung zeigte sich ein leichter Anstieg (0,009 $^0/_{00}$ bis 0,15 $^0/_{00}$ = 0,9—15 mg-%) gegenüber den ursprünglich gemessenen Werten (0,4—11 mg-%).

Wie bereits von anderen Autoren, wurde auch von Plaut u. Rudy (1933) sowie Plaut (1934) betont, daß keine einfache Beziehung zwischen dem Blut- und Liquorcholesterin besteht. Für die Bestimmung mit einer nach Bloor ausgearbeiteten Methode (Plaut u. Rudy, 1933; Plaut u. Pruckner, 1935) reichte etwa 1 ml Liquor aus. Dieses im methodischen Teil dieser Arbeit beschriebene Verfahren wurde später auch von anderen Autoren verwendet. Bei Hirntumoren war die Cholesterinerhöhung die häufigste Liquorveränderung überhaupt und fand sich regelmäßig bei Meningiomen, Akustikneurinomen und ventrikelnahen intracerebralen Tumoren.

Vergleichende Untersuchungen mit der Saponinhämolyse nach Hauptmann und einer quantitativen Cholesterinbestimmung nach Bloor, Pelkan u. Allen wurden von Holthaus u. Wichmann (1834) durchgeführt. Die erzielten Normalwerte von gesunden Personen, Psychopathen und Hysterikern lagen höher als bei den meisten anderen Untersuchern. Pathologische Werte wurden bis zu 1 mg-% (Neurolues); 1,2 mg-% (Epilepsie); 0,9 mg-% (cerebraler Gefäßprozeß) und 5,97, 12,2 bzw. 47,8 mg-% (Hirntumoren) angegeben. Vermehrungen zeigten sich u. a. auch bei Meningitis (bis 1,05 mg-%), Encephalitis (0,55—1,65 mg-%) und Myelitis (0,68 bis 2,62 mg-%).

Roeder (1936) setzte als oberste Normgrenze einen Wert von 0,3 mg-% an, der bei einigen Kriegshirnverletzten (bis 0,9 mg-%), bei Hirntumoren (bis 0,9 mg-%), Neurolues (bis 2,0 mg-%), multipler Sklerose (bis 0,5 mg-%) und Poliomyelitis (1,5 mg-%) überschritten wurde. Die colorimetrische Auswertung erfolgte lichtelektrisch (1937).

Barth (1936), welcher die Plautsche Methode benutzte und in Fällen von Rentenneurose, Hysterie und Psychopathie Cholesterinmengen bis 0,25 bzw. 0,3 mg-% vorfand, bestätigte, daß die Änderung der Cholesterinmenge oft die einzige Liquorveränderung und besonders zur Differentialdiagnose des Hirntumors (meistens über 1 mg-%) nützlich sei.

Im Gegensatz dazu standen die Befunde von Ederle (1937) mit schon normalerweise erheblichen Schwankungen. Er gab an, daß nur in Einzelfällen ein Beitrag zur Differentialdiagnose geleistet werden könne.

Die von Germain u. Babin (1937) bzw. Germain (1938) gemessene starke Erhöhung bei tuberkulöser Meningitis (bis 15 mg-%), die vom Blutcholesterin unabhängig war, sprach nach Ansicht der Autoren für eine stärkere Parenchymdesintegration.

In der Tabelle für Nagy (1938) angegebene Normalwerte ergaben sich nur indirekt aus den Angaben des Verfassers. Die Cholesterinerhöhung bei verschiedenen Erkrankungen erreichte Werte bis zu 1,8 mg-% bei progressiver Paralyse; 3,3 mg-% bei Meningitis und 3,6 mg-% bei Encephalitis.

Das Liquorcholesterin bei Patienten mit Hasenscharte, Schiefhals, Neurosen und Erziehungsschwierigkeiten, also anscheinend Fällen ohne hirnorganische Erkrankung, betrug nach Kujath (1942) 0,2—0,36 mg-%; in einzelnen Fällen von Schwachsinn fand er Mengen unter 0,2 mg-%. Die höchsten Werte (Epilepsie, Psychose, Hirntumor, entzündliche Prozesse) lagen unter 0,5 mg-%.

Lafontaine (1947) wandte nach Chloroform- oder Methylal-Methanol-Extraktion (Delsal) die Methode von Myers und Wardell oder Monasterio an. Die Cholesterinwerte bei tuberkulöser Meningitis von 5,2—9,6 mg-% überstiegen erheblich die obere normale Grenze.

Kein Cholesterin oder weniger als 0,2 mg-% bei gesunden Kindern fanden Odessky, Bedo, Rosenblatt, Jennings, Sands, Weisler u. Newman (1953). In drei Fällen von Masernencephalitis bzw. -encephalomyelitis erwies sich der Cholesteringehalt des Liquors mit 75, 82 und 85 mg-% allerdings als stark erhöht.

Bei 200 Fällen von Neurolues, multipler Sklerose und funikulärer Myelose konnten Dzulynska u. Towpik (1954) Cholesterinmengen zwischen 0,18 und etwa 0,50 mg-% bestimmen. Höhere Werte ergaben sich bei Epilepsie (0,83 mg-%) und Hirntumoren (0,95 mg-%).

Viviano u. Orunesu (1955) gaben zwar in Anlehnung an Bloor eine Methode zur Bestimmung des Gesamtcholesterins aus 10 ml Liquor an, ohne jedoch Werte mitzuteilen.

Durch die Bestimmung der Gesamtlipidmenge mittels der Sulfophosphovanillinreaktion oder mit der Methode von Monasterio und Abzug der Werte für Phosphatide und Glyceride ermittelten Pintozzi u. Spicciarelli (1959) die Steroidwerte im Liquor. Lediglich in pathologischen Fällen fand sich nach Angaben der Autoren Cholesterin, so beispielsweise bei 21 von 29 Fällen mit tuberkulöser Meningitis (0,3—4,8 mg-%).

Eine Differenzierung des Liquorcholesterins in proteingebundenes, nichtproteingebundenes („freies") und Gesamtcholesterin wurde von Erschow u. Kukina (1960) vorgenommen. Bei 18 Normalpersonen wurde eine Menge von 0,04 bis 0,18 mg-% proteingebundenes Cholesterin festgestellt, während nichtproteingebundenes Cholesterin normalerweise nicht entdeckt werden konnte. Der Cholesterinanstieg bei Viruspolyradiculitis und Hirntumoren betraf ebenfalls das proteingebundene Cholesterin, lediglich bei tuberkulöser Meningitis konnte in einigen Fällen als Charakteristikum nichtproteingebundenes Cholesterin nachgewiesen werden.

Sheff, Gretz und McMarlin (1961) führten im Extrakt vom Trockenrückstand aus 1—5 ml Liquor eine modifizierte Tschugaeff-Reaktion durch. Die Normalwerte bewegten sich zwischen 0,1 und 0,5 mg%.

Das nach Rosenthal modifizierte Eisenchloridreagenz wurde erstmals von Kulhanek (1962) zur Liquorcholesterinbestimmung benutzt. Er fand damit bei 42 Patienten ohne neurologische Symptome und mit einem auch sonst normalen Liquorbefund (Neurosen usw.) 0,06—1,1 mg-% (durchschnittlich 0,372 mg-%) Cholesterin.

Mit einer orientierenden Mikromethode zur Cholesterinbestimmung durch das Eisen-III-chloridreagenz (Pilz, 1967) wurden Bestimmungen bei einer Anzahl von Patienten mit den verschiedensten neurologischen Erkrankungen durchgeführt. Die Werte sind zusammen mit der Phosphatid-, Gesamtlipid- und Proteinmenge in der Tabelle 8 aufgeführt.

6. Die getrennte colorimetrische Bestimmung von freiem und verestertem Cholesterin

Wie im vorigen Abschnitt bereits erwähnt, wurde von KEESER u. KEESER (1926) eine Zunahme der Cholesterinester bei alkoholischem Delirium mit der Methode von IWATSURU beobachtet, nähere Einzelheiten zur Methodik sind jedoch nicht angegeben. DELSAL (1947) gibt zwar eine Methode zur getrennten colorimetrischen Cholesterin- und Cholesterinesterbestimmung im Liquor nach Natiginfällung an (Liebermann-Burchard-Reagens), teilt aber keine Befunde mit.

Andererseits fehlen methodische Angaben in den Arbeiten der Autoren CARREGA CASAFFOUSTH, BRAGE u. RIVAS (1947, 1948), die Befunde werden trotzdem hier mitgeteilt. Es wurden bei 18 Patienten mit genuiner Epilepsie Untersuchungen des freien und veresterten Cholesterins im Liquor während der Anfälle und im freien Intervall durchgeführt (1947). Dabei zeigte sich gegenüber Normalwerten aus der Literatur (freies Cholesterin 0,002—0,005 mg-%, Cholesterinester 0,13—0,23 mg-%) ein stärkerer Anstieg des freien Cholesterins auf 0,11—0,27 mg-% im Vergleich zum veresterten Cholesterin (0,16—0,50 mg-%), so daß sich der Cholesterinindex erniedrigte. Demgegenüber war der Anstieg beider Cholesterintypen bei periniciöser Anämie, auch mit Beteiligung des Nervensystems, gleichmäßig (1948) und erbrachte für freies Cholesterin Werte um 0,05—0,29 mg-%; für die Cholesterinester um 0,06 bis 0,78 mg-%.

MANDELBOIM (1955) führte nach der Bloorschen Methode mit 2—3 ml Liquor Bestimmungen des Gesamt- und freien Cholesterins durch und ermittelte einen Gehalt von 0,1—1,15 mg-%. Bei 21 Patienten mit traumatischer Epilepsie war in 17 Fällen vorwiegend der veresterte Anteil erhöht (0,16—0,27 mg-%).

PLUM u. FOG (1959) sowie (PLUM, 1960) führten einerseits turbidimetrische Cholesterinbestimmungen (s. o.) durch; aus den Arbeiten ergibt sich jedoch, daß wahrscheinlich auch die Methode von BRUNS Anwendung fand. Freies Cholesterin wurde bei Normalpersonen nicht mit Sicherheit, bei multipler Sklerose vermehrt nachgewiesen.

Nach Digitoninfällung des freien und Gesamtcholesterins und anschließender Bestimmung mit dem Eisen-III-chloridreagenz führten WAN u. CARTER (1966) Untersuchungen bei Kindern mit Hydrocephalus durch. 10 Kontrollpersonen (Zustand nach Hirnverletzungen) hatten Werte von 0,07—0,23 mg-% (durchschnittlich 0,15 mg-%) freiem und 0,16—0,60 mg-% (0,43) Gesamtcholesterin. Beim Hydrocephalus ohne „Shunt-Operation" war der Anteil des freien und Gesamtcholesterins erhöht (durchschnittlich 0,42 bzw. 0,92 mg-%); nach „Shunt-Operation" (Pudenz-Heyer oder Spitz-Holter-Katheter) war der Anteil der Cholesterinester größer (durchschnittlich 1,56 mg-% Cholesterin) als der des freien Cholesterins (durchschnittlich 0,85 mg-%).

7. Mikroanalyse des freien und Gesamtcholesterins durch Tourtellotte und Mitarbeiter (Tabelle 5)

Wegen der bisher umfangreichsten Untersuchungen auf dem Gebiet der Liquorlipide werden die Befunde der Arbeitsgruppe um TOURTELLOTTE gesondert dargestellt.

Tabelle 5. *Werte für freies und Gesamtcholesterin des Liquors bei Normalpersonen und verschiedenen Krankheiten* (nach Tourtellotte u. Mitarb.)

Liquor bei	Freies Cholesterin in mg-%	Gesamtcholesterin in mg-%
Normalpersonen (1959)	0,109	0,415
Normalpersonen (1961)	0,122 (0,066—0,188)	0,395 (0,219—0,614)
Normalpersonen (1962)	0,122 bzw. 0,132 (0,056—0,188)	0,395 (0,218—0,572)
Hyperlipämie bei Nephrose (1961)	0,113	0,209
Hyperlipämie bei Myxödem (1961)	0,192	0,651
Metachromatische Leukodystrophie (1962)	normal	1,192
Niemann-Picksche Krankheit (1962)	vermehrt	0,677 bzw. 0,704
Tay-Sachssche Krankheit (1962)	normal	0,310
Tay-Sachssche Krankheit (1963)	normal	0,785
Multiple Sklerose (1964 und 1969)	leicht vermehrt (0,150)	0,371
Tay-Sachssche Krankheit (1965)	0,037—2,44	0,118—2,449
Tay-Sachssche Krankheit im Terminalstadium (1965)	0,701	0,940
Tay-Sachssche Krankheit nach fettarmer Diät (1965)	0,507—0,657	0,639—0,837

Es wurde eine Methode ausgearbeitet, mit der unter Verwendung der Liebermann-Burchard-Reaktion 1 µg freies Cholesterin durch colorimetrische Bestimmung nach Digitoninfällung in Anlehnung an Sperry und Webb, und 0,5 µg Gesamtcholesterin durch fluorometrische Messung (weniger als 2 ml Liquor) in Anlehnung an Albers und Lowry bestimmt werden konnten (Tourtellotte, Skrentny u. de Jong, 1959).

Die Normalwerte des Gesamtcholesterins lagen zwischen 0,218 und 0,614 mg-%, durchschnittlich um 0,395 mg-% (1959, 1961, 1962). Das freie Cholesterin machte mit einer Menge von durchschnittlich 0,122 mg-% etwa $^1/_3$ des Gesamtcholesterins aus. Der Anteil des freien Cholesterins war beim männlichen Geschlecht etwas niedriger als beim weiblichen (1959).

Neben den in der Tabelle dargestellten Befunden, ausgedrückt in mg-% pro Nativliquor, wurden weitere Untersuchungsergebnisse bezüglich der Proteinmenge oder γ-Globulinmenge (multiple Sklerose) mitgeteilt. Dabei ergab sich beim Bezug der Lipide auf den Proteingehalt im Vergleich zum Serum nur etwa die Hälfte an Lipiden.

Eine leichte Abnahme der Liquorlipide, auch des Cholesterins, trotz Hyperlipämie bei Nephrose und ein Anstieg beim Myxödem wiesen auf die Abhängigkeit des Liquorlipidspiegels von der Blutliquorschranke hin (siehe Besprechung der Ergebnisse). Bei verschiedenen Sphingolipidosen war fast stets die Gesamtcholesterinmenge vermehrt, der relative Anteil des freien Cholesterins, abgesehen von der Niemann-Pickschen Erkrankung, jedoch normal (1962, 1963, 1965). Wegen einer gleichzeitig vorhandenen Gesamteiweiß- und Gesamtlipidvermehrung kam den Befunden jedoch wenig Bedeutung zu, der Bezug der Cholesterinwerte auf die Proteinmenge ergab entsprechend keine Änderung gegenüber dem Normalwert.

Im Liquor von Patienten mit Tay-Sachsscher Krankheit fanden sich Schaumzellen, die als Lipomakrophagen aufgefaßt wurden. Bei der Beobachtung eines $2^1/_2$jäh-

rigen Kindes mit dieser Erkrankung über 25 Wochen wurde trotz Einhaltung einer
fettarmen Diät bei wöchentlichen Liquorkontrollen keine signifikante Änderung der
Cholesterinmenge beobachtet. Bei multipler Sklerose kam es in einigen Fällen zu
einer geringen Zunahme des freien Cholesterins (1961), die bei späteren Untersuchungen an 156 Patienten bestätigt wurde (1964 und 1969).

8. Die Cholesterinbestimmung mit chromatographischen Verfahren (Tabelle 6)

Bereits 1944 führten SELBACH und TRAPPE unter Benutzung des an anderer Stelle
beschriebenen Verfahrens (TRAPPE) säulenchromatographische Untersuchungen
durch und konnten erstmals mit Sicherheit freies und verestertes Cholesterin getrennt
bestimmen. Es wurde dafür etwa je 15—30 ml Liquor von 53 Patienten nach Encephalographie als Ausgangsmaterial benutzt. Normalwerte aus eigenen Untersuchungen
wurden nicht angegeben, es wurde die von BROWN, GILDEA u. MAN beschriebene
normale Schwankungsbreite von 0,05—0,24 mg-% zugrunde gelegt. Bei Patienten
mit symptomatischer Epilepsie waren die Werte an der oberen Normgrenze bzw.
leicht erhöht. Deutlicher war die Cholesterinerhöhung bei genuiner Epilepsie. In
beiden Krankheitsgruppen lag freies und verestertes Cholesterin in annähernd gleichen Teilen vor. Eine Verschiebung zugunsten des veresterten Cholesterins bei allgemeiner Cholesterinvermehrung wurde bei Patienten mit einem hypochondrisch-
depressiven Zustandsbild nachgewiesen. Befunde an der oberen Normgrenze oder
leichte Erhöhungen ergaben sich auch in einem großen Teil der Fälle von Schizophrenie, Schwachsinn, progressiver Paralyse, Hirnarteriosklerose und Hirntumoren,
während subnormale Werte bei Fällen von Hydrocephalus vorkamen. In einem Fall
ließ sich dabei überhaupt kein verestertes Cholesterin nachweisen.

Erst 14 Jahre später wurden erneut säulenchromatographische Cholesterinunter-
suchungen von ROBEZ, HESS, DINELLA u. CEVALLOS (1958), ebenfalls an Aluminiumoxyd nach HESS, angestellt. Die Cholesterinfraktionen aus 10 ml Liquor wurden nach
der Elution colorimetrisch mit dem Eisenchloridreagenz bestimmt. Es ergab sich
eine Gesamtcholesterinmenge von 0,39—0,40 mg-%, davon waren 45—62% freies
Cholesterin.

Es wurden dabei allerdings wahrscheinlich auch pathologische Liquoren mit
erfaßt. Bei späteren Untersuchungen von CEVALLOS, PAPADOPOULOS u. HESS (1959)
wurde dagegen mit einem Mikroverfahren an Kieselsäure aus 10 ml Liquor ein
Normalgehalt von 0,21 mg-% bzw. 0,26 mg-% freiem Cholesterin bei einer Gesamtmenge von 0,44 mg-% festgestellt. Die Befunde wurden zusätzlich durch papierchromatographische Untersuchungen bestätigt. BLOMSTRAND (1960) trennte durch
Säulenchromatographie nach BORGSTRÖM Cholesterinester von den übrigen Lipiden
ab.

GREEN, PAPADOPOULOS, CEVALLOS, FORSTER u. HESS (1959) bestimmten säulenchromatographisch nach FILLERUP aus 10 ml Liquor bei 6 Normalpersonen, 13 Fällen
von multipler Sklerose und 34 anderen neurologischen Erkrankungen die Menge an
freiem und verestertem Cholesterin. Während bei den meisten neurologischen Erkrankungen (siehe Tabelle 6) die beiden Cholesterinfraktionen gleichmäßig vermehrt waren, war bei multipler Sklerose der Cholesterinesteranteil (durchschnittlich
0,21 mg-%) erhöht. Eine umgekehrte Tendenz zeigte sich bei 2 Fällen von Neurolues.

Tabelle 6. *Werte für Gesamtcholesterin bzw. freies und verestertes Cholesterin im normalen Liquor sowie pathologische Vermehrung, nach chromatographischen Verfahren (SC = Säulenchromatographie; PC = Papierchromatographie; DC = Dünnschichtchromatographie)*

Autoren	Methode	Normalwerte (in mg-%)			Vermehrung		
		Gesamt-cholesterin	Freies Cholesterin	Verestertes Cholesterin	Gesamtcholesterin	Freies Cholesterin	Verestertes Cholesterin
SELBACH u. TRAPPE, 1944	SC	0,05—0,24	(50%)	(50%)	Epilepsie, Schizophrenie, Hirnatr., Schwachsinn, Hirntumor, Erweichung	Depress.	
ROBOZ, HESS, DINELLA u. CEVALLOS, 1958	SC	0,39—0,40	(45—62%)				
CEVALLOS, PAPADOPOULOS u. HESS, 1959	SC, PC		0,15—0,27 (0,21)	0,14—0,32 (0,23)			Multiple Sklerose
GREEN, PAPADOPOULOS, CEVALLOS, FORSTER u. HESS, 1959	SC	0,26—0,43 (0,33)	0,14—0,20 (0,17)	0,12—0,23 (0,16)	Epilepsie, Schädelhirn-trauma, cerebr. Erweichg., Hirntumor, Polyneuro-pathie, funikul. Myelose, Hirnaneurysma, präsen. Demenz	(Multiple Sklerose) Neurolues	Multiple Sklerose (Neurolues)
PAPADOPOULOS, CEVALLOS u. HESS, 1959	SC	0,44	0,26				
CURTIS u. SEIPEL, 1961	PC		qualitativ	qualitativ			

STEPAN, TKAC u. HANZLICEK, 1961	PC		qualitativ	qualitativ		
HACK u. HELMY, 1962	PC		qualitativ	qualitativ		
SHIN, 1963	SC	0,463		0,258		
TICHY, 1962	SC	0,28—0,70 (0,51)	0,34	0,17	Hirnabsceß, Meningitis, Hydrocephal., Contusio cerebri, dystr. Myotonie	Hirnblutung, Encephalo-radiculoneuritis, Entmarkungsproz., Myelomalacie
TICHY, 1964	SC	0,28—0,70 (0,53)	0,19—0,50 (0,36)	0,09—0,24 (0,17)	Hirnarteriosklerose, Hypertonie	Hirnarteriosklerose, Hypertonie
MESTER, 1964	DC		qualitativ	qualitativ		
ALLING, 1965	DC	(30%)	(12,25%)	(17,75%)		
FARSTAD, 1965	SC	0,86	0,43	0,51		
SIMON, 1965	DC		qualitativ	qualitativ		
PILZ u. FRICK, 1966	DC		0,14	0,34		
VAN SANDE u. BOKONJIC, 1966	DC		qualitativ	qualitativ		
PILZ	DC	0,40			Multiple Sklerose, meta-chromatische Leukodystr.	(Metachromat. Leukodystr.)

Durch eine Mikromodifikation der säulenchromatographischen Methode von BORGSTRÖM trennten SHIN u. LEE (1962) und SHIN (1963) aus 1—2 ml Liquor Cholesterin an Kieselsäure von den Phosphatiden ab, eluierten getrennt freies und verestertes Cholesterin, dessen Menge dann quantitativ mit dem Eisenchloridreagenz bestimmt wurde. Von den Autoren wurde ein Gesamtcholesterinwert von 0,244 mg-% (1962) bzw. 0,463 mg-% (1963) angegeben, von letzterem betrug der Anteil der Cholesterinester 0,258 mg-%. Bei verschiedenen Erkrankungen wurde ein Anstieg der Cholesterinmenge bis auf 2,4 mg-% beobachtet.

Durch Säulenchromatographie nach HIRSCH u. AHRENS trennte FARSTAD (1965) aus dem Lipidextrakt eines Sammelliquors psychiatrischer Patienten ohne Zeichen einer hirnorganischen Störung Cholesterinester bzw. Gesamtcholesterin ab und fand dabei 0,51 mg-% bzw. 0,86 mg-%.

Unter Verwendung einer Aluminiumoxydsäule wurde zur Bestimmung der Cholesterinfraktionen von TICHY (1962, 1964) eine Liquormenge von 3—5 ml benötigt. Es wurden 0,51 mg-% (1962) bzw. 0,53 mg-% (1964) Gesamtcholesterin; 0,34 mg-% bzw. 0,36 mg-% freies Cholesterin und 0,17 mg-% verestertes Cholesterin (also etwa $^1/_3$ der Gesamtmenge) mit dem Rosenthal-Reagens aufgefunden. Eine Cholesterinerhöhung ergab sich nicht nur bei Prozessen, die mit einer Parenchymschädigung des Gehirns einhergingen (Hirnabsceß, Contusio cerebri, Meningitis), sondern beispielsweise auch bei dystrophischer Myotonie. Ein Anstieg besonders der Cholesterinester zeigte sich bei cerebralen und medullären Blutungen und Erweichungen, Hypertonie, Arteriosklerose, entzündlichen Prozessen und Entmarkungen.

Eine Reihe von Untersuchungen konnte das Vorhandensein von freiem und verestertem Cholesterin durch Papierchromatographie (CURTIS u. SEIPEL, 1961; STEPAN, TKAC u. HANZLICEK, 1961; HACK u. HELMY, 1962) oder Dünnschichtchromatographie (MESTER, 1964; SIMON, 1965) zunächst qualitativ bestätigen.

Später wurden von TICHY die Cholesterinester entsprechend dem Sättigungsgrad der Fettsäuren an kieselsäureimprägniertem Papier aufgetrennt und densitometrisch ausgewertet. Sowohl im postmortal entnommenen fötalen, cisternalen Liquor wie auch im Liquor erwachsener Personen überwog die Fraktion mit einfach ungesättigten Fettsäuren (TICHY u. MICHALEC, 1965; TICHY, 1966 und 1967).

Ähnliche Untersuchungen, jedoch mittels Dünnschichtchromatographie in Anlehnung an die Methodik von ZÖLLNER u. WOLFRAM durch VAN SANDE u. BOKONJIC (1966) ergaben 5 Hauptfraktionen, nämlich eine solche mit gesättigten, 1fach, 2fach, 3fach und 4fach sowie mehrfach ungesättigten Fettsäuren. Der jeweilige Anteil betrug normalerweise 15, 23,6, 36, 14,9 und 10,5%; bei multipler Sklerose in 17 Fällen 12,9, 20,9, 39,8, 15,8 und 10,6%. Innerhalb der normalen Schwankungsbreite lagen die Werte bei 12 Fällen von Neurolues. Abweichungen von diesem Muster konnten bei 3 Fällen von multipler Sklerose, 3 Fällen von Neurolues, Polyneuritis, Hirntumor, cerebraler Arteriosklerose, amyotrophischer Lateralsklerose u. a. nachgewiesen werden.

ALLING (1965) teilte eine schematische Darstellung über Liquorlipidmengen bezogen auf den Gesamtlipidextrakt mit. Daraus ließ sich ein Anteil von etwa 30% Gesamtcholesterin, davon 12,25% freiem und 17,75% verestertem Cholesterin, ableiten. Die Werte wurden durch quantitative Dünnschichtchromatographie ermittelt.

Wir konnten durch quantitative Dünnschichtchromatographie (colorimetrische Bestimmung mit dem Liebermann-Burchard-Reagens) nur einen Anteil von durchschnittlich 3,4% für freies Cholesterin und von 9,7% für Cholesterinester bei 20 normalen Liquoren bezogen auf die Gesamtlipidmenge feststellen. Da die mittlere Gesamtlipidmenge dieser Liquoren bekannt war, ergaben sich Werte von 0,14 bzw. 0,39 mg-% (PILZ u. FRICK, 1966). Bei späteren Untersuchungen fanden wir in einem an Sephadex gereinigten Gesamtlipidextrakt aus einem normalen Sammelliquor (60 ml) 15% Gesamtcholesterin, was 0,40 mg-% entsprach. Der entsprechende Befund bei einem MS-Sammelliquor war 16,5% Cholesterin bezogen auf den Gesamtlipidextrakt bzw. 1,15 mg-%. Bei einem Fall von infantiler metachromatischer Leukodystrophie zeigte sich eine geringe Verschiebung des Verhältnisses von freiem (0,48 mg-%) und verestertem Cholesterin (1,2 mg-%) zugunsten des ersteren.

III. Die Phosphatide des Liquor cerebrospinalis

1. Phosphatidbestimmungen mit negativem Ergebnis

Bereits 1885 führte MÜLLER im veraschten Ätherextrakt vom Liquor eines Kindes mit Encephalitis eine Reaktion mit molybdänsaurem Ammoniak durch, fand jedoch auf diese Weise keinen Lipidphosphor. Auch ZDAREK (1902) konnte auf ähnliche Weise keine positive Reaktion erhalten.

Bei der Untersuchung des Liquors von Patienten mit Neurolues fanden ROSEN, KRASNOW u. NOTKIN (1932) in keinem Falle eine positive „Lecithin"-Reaktion (gemeint Phosphatidreaktion).

2. Die Bestimmung der Gesamtphosphatide mit nichtchromatographischen (colorimetrischen) Verfahren (Tabelle 7)

Bei Patienten mit länger zurückliegenden Schädeltraumen und im übrigen normalem Liquorbefund wurde von KNAUER u. HEIDRICH (1931) nach Encephalographie bei Verwendung einer größeren Liquormenge ein Phosphatidgehalt von durchschnittlich 0,949 mg-% (0,8—1,138 mg-%) gefunden. Ähnlich wie beim Cholesterin und den Fettsäuren war dieser Wert bei Anfallsleiden (1,247 mg-% bzw. im Anfall 2,482 mg-%), Meningitis (3,634 mg-%), Encephalitis (1,661 mg-%), Hirntumoren (1,527 mg-%), Porencephalie und Mikrocephalie (um 2 mg-%) erhöht. In Fällen von nichtentzündlichem, hypersekretorischem Hydrocephalus war dagegen die Phosphatidmenge erniedrigt (durchschnittlich 0,455 mg-%). Bei Fällen von Hirnarteriosklerose fand sich nur einmal ein erhöhter Wert.

PLAUT u. RUDY (1933) untersuchten die Phosphatide bei Hand-Schüller-Christianscher Erkrankung, konnten aber keine Abweichungen von der Norm feststellen.

Mit einer Mikromethode, die auf einer modifizierten Technik nach KUTTNER beruhte, fanden SEUBERLING (1937) sowie TROPP, SEUBERLING u. ECKARDT (1937) eine Menge von 0,016—0,03 mg-% Lipidphosphor (durchschnittlich 0,021 mg-%). Die Phosphatide nahmen vom Ventrikel (0,009 mg-% Lipidphosphor entsprechend 0,23 mg-% Phosphatiden) über cisternal (0,018 mg-% Lipidphosphor entsprechend 0,45 mg-% Phosphatiden) nach lumbal zu (0,025 mg-% Lipidphosphor entsprechend 0,62 mg-% Phosphatiden). Eine Vermehrung der Phosphatide wurde in der überwiegenden Zahl der Fälle von Neurolues, traumatischer Epilepsie, Commotio cerebri

Tabelle 7. *Gesamtphosphatidwerte im normalen Liquor sowie pathologische Vermehrung und Verminderung, ermittelt mit Hilfe colorimetrischer Verfahren*

Autoren	Methode	Normalgehalt in mg-%	Ausgangs-menge in ml	Normalbefunde	Vermehrung	Verminderung
KNAUER u. HEIDRICH, 1931		0,8—1,3	100	Hirnarteriosklerose	Epilepsie, Meningitis, Encephalitis, Hirntumor, Hirnarteriosklerose, Poren- und Mikrocephalie	Hypersekretorischer Hydrocephalus
PLAUT u. RUDY, 1933	Kuttner u. Mitarb.	0,62	1—2	Hand-Schüller-Christiansche Erkrankung		
SEUBERLING, 1937	Kuttner u. Mitarb.	0,62	5	Multiple Sklerose, Neurolues; genuine Epilepsie, traumatische Epilepsie, Epilepsie unklarer Genese, Arachnitis, Neuralgie, Parkinsonismus, Hypertonie, Zustand nach Encephalitis, postcommotionelle Störungen, Neurasthenie	Multiple Sklerose, Neurolues; genuine, traumatische und ätiologisch unklare Epilepsie, Arachnitis, Neuralgie, Neurasthenie, postcommotionelle Störungen	Hydrocephalus, Syringomyelie, Multiple Sklerose, Parkinsonismus, traumatische Epilepsie, Neurasthenie
TROPP, SEUBERLING u. ECKARD, 1937	Kuttner u. Mitarb.	0,4—0,75	5			
ROEDER, 1939, 1940	Kuttner u. Mitarb.	0,275—1,2	0,5—1,0	Gliom, subdurales Hämatom, Hirntrauma, multiple Sklerose, Hirnembolie, hirnatroph. Prozeß, Debilität, Psychopathie, Schizophrenie	Meningiom, Rückenmarkstumor, Meningitis, Neurolues, Poliomyelitis, multiple Sklerose, Dermoidcyste, amaurotische Idiotie	(chronische) Schizophrenie

Lier, 1940		0,25				
Lafontaine, 1946	Youngburg	Spuren bis 9,4	10	Neurolues, Hirntumor, Epilepsie	Hirnblutung, Hirntumor, akute u. tuberkulöse Meningitis, multiple Sklerose, amyotroph. Lateralsklerose	
Carrega, Brage u. Rivas, 1947, 1948		Spuren bis 0,75		Perniciöse Anämie, funikuläre Myelose	Epilepsie, perniciöse Anämie, funikuläre Myelose	
Mastrogiovanni u. Ventra, 1956	Fiske u. Subbarow	100—125		Schizophrenie	Schizophrenie	Schizophrenie
Roboz, Hess, Dinella u. Cevallos, 1958	Lowry u. Mitarb.	(0,81—0,82)	5—10			
Pintozzi u. Spicciarelli, 1959					Tuberkulöse Meningitis	
Tourtellotte u. Mitarb. 1958;	Lowry u. Mitarb.	0,258—0,510				
1959, 1962	Lowry u. Mitarb.			Tay-Sachssche Erkrankung	Metachromatische Leukodystrophie, Niemann-Picksche Erkrankung	
1969						Multiple Sklerose
Sastry u. Stancer, 1968	Bartlett	0,44—0,69 (Kinder 0,18—0,35)				

und Arachnitis aufgezeigt, war aber lediglich in 10 von 24 Multiple-Sklerose-Fällen vorhanden. Wie aus der mitgeteilten Tabelle hervorging, wurden bei genuiner Epilepsie, multipler Sklerose, Epilepsie unklarer Genese, Neuraligen, Zuständen nach Encephalitis und Parkinsonismus häufig normale Werte beobachtet. Bei Hydrocephalus und auch Syringomyelie fanden sich meistens erniedrigte Phosphatidmengen.

Mit einer Mikromodifikation der eben beschriebenen Methode erbrachte die Phosphatidbestimmung von ROEDER (1939, 1940) in Fällen von Debilität und Psychopathie Werte von 0,011—0,048 mg-% Lipidphosphor, was nach dem üblichen Umrechnungsverfahren einer durchschnittlichen Phosphatidmenge von 0,625 mg-% entsprach. Bei der Untersuchung von Schizophreniepatienten zeigte sich in zahlreichen Fällen eine auffällige Phosphatidverminderung (1939), die besonders entweder im 1. Krankheitsjahr oder bei chronischen Prozessen bemerkt wurde. Eine deutliche Erhöhung der Phosphatidmenge fand sich bei Rückenmarkstumor (0,60—1,37 mg-% Lipidphosphor), bei Meningokokken- (0,25 mg-% Lipidphosphor) und aseptischer Meningitis (0,213 mg-% Lipidphosphor), Poliomyelitis (0,09 mg-% Lipidphosphor), Neurolues (0,08 mg-% Lipidphosphor), amaurotischer Idiotie (0,06 mg-% Lipidphosphor), einer Dermoidcyste (0,068 mg-% Lipidphosphor) und einem Meningiom (0,081 mg-% Lipidphosphor). Bei multipler Sklerose war dagegen nur in Ausnahmefällen eine Phosphatidvermehrung vorhanden. Normalwerte wurden bei Hirnembolie, hirnatropischem Prozeß, Hirntrauma, Stirnhirngliom und chronischem subduralem Hämatom beobachtet.

Bei der Phosphorbestimmung im Diäthylätherextrakt des Liquors fand LIER (1940) eine Menge von 0,01 mg-% entsprechend 0,25 mg-% Phosphatiden und verzichtete wegen der geringen Menge auf weitere Untersuchungen.

Die Untersuchung des Phosphatidgehaltes in einem Alkohol/Diäthylätherextrakt mit der Methode von YOUNGBURG ergab nach LAFONTAINE (1946) in 16 Normalfällen Spuren bis zu einer Menge von 9,4 mg-%. In 11 Fällen von multipler Sklerose zeigte sich ein erhöhter Durchschnittswert von 21,2 mg-%, wobei zu berücksichtigen war, daß im Rahmen von akuten Schüben die Werte besonders hoch waren. Vermehrungen ließen sich auch bei amyotrophischer Lateralsklerose, cerebralen Blutungen, Meningitis (akute und tuberkulöse) und bei einem Teil von Hirntumoren auffinden, während Normalwerte bei Epilepsie, Neurolues und einigen Patienten mit Hirntumoren vorkamen.

Die Autoren CARREGA CASAFFOUSTH, BRAGE u. RIVAS legten ihren Untersuchungen, zu denen sie keine methodischen Hinweise gaben, Normalwerte aus der Literatur (0—0,75 mg-%) zugrunde und fanden bei Epilepsiefällen (1947) sowie bei perniciöser Anämie mit und ohne Beteiligung des Nervensystems (1948) eine Phosphatidvermehrung, auch wenn die gleichzeitig beobachtete Hyperlipämie rückläufig war.

Mit einer Modifikation von FISKE u. SUBBAROW fanden MASTROGIOVANNI u. VENTRA (1956) einen außergewöhnlichen hohen Wert von etwa 100—125 mg-% an Phosphatiden als Normalmenge bei 26% von 50 schizophrenen Patienten, in 18% der Fälle war die Menge bis auf etwa 200 mg-% erhöht, in 54% der Fälle erniedrigt.

ROBOZ, HESS, DINELLA u. CEVALLOS (1958) entwickelten eine Methode in Anlehnung an das Verfahren von LOWRY, mit der weniger als 0,15 μg Lipidphosphor erfaßt werden konnten. Sie ermittelten (allerdings auch unter Verwendung pathologischer Liquoren) etwa 0,81—0,82 mg-% Phosphatide.

In 21 Fällen von tuberkulöser Meningitis wiesen PINTOZZI u. SPICCIARELLI (1959) einen Phosphatidgehalt von 1,3—3,0 mg-% nach.

Eine große Streuung der Phosphatidmenge sowohl im normalen Liquor als auch bei multipler Sklerose fanden PLUM u. FOG (1959) und PLUM (1961).

Die Arbeitsgruppe um TOURTELLOTTE benutzte eine Mikromethode zur Phosphorbestimmung, die auf LOWRY u. Mitarb. zurückging. Damit wurde ein Normalgehalt von 0,37 mg-% bzw. 0,384 mg-% (426 mμMol%) festgestellt (1958, 1959, 1962). Die Phosphatidmenge war bei männlichen Personen etwas höher als bei weiblichen und bei Fällen von metachromatischer Leukodystrophie sowie Niemann-Pickscher Erkrankung etwa auf das Doppelte erhöht (1962), während die Werte bei der Tay-Sachsschen Krankheit normal (1962) oder allenfalls gering erhöht waren (1963). Bei Fällen von multipler Sklerose war die Gesamtphosphatidmenge leicht vermindert (1969).

SASTRY u. STANCER (1968) bestimmten vor der Auftrennung eines Gesamtlipidextraktes durch Dünnschichtchromatographie im Sammelliquor von Kindern verschiedener Altersstufen sowie im Erwachsenenliquor den Gesamtlipidphosphorgehalt nach BARTLETT. Nach diesen Untersuchungen nahm die Gesamtphosphatidmenge mit zunehmendem Lebensalter von etwa 0,22 mg-% (Gruppe der 1—2jährigen) auf etwa 0,30 mg-% (Gruppe der 8—14jährigen) zu. Bei Erwachsenen fand sich ein durchschnittlicher Phosphatidgehalt von 0,53 mg-% (0,44—0,69 mg-%).

Bei einem neurologischen Krankengut wurde von uns mit einer orientierenden Mikromethode (Fiske-Subbarow-Reagens) neben der Gesamtlipid- und Gesamtcholesterinmenge auch der Phosphatidanteil im Liquor ermittelt (Tabelle 8).

3. Die Bestimmung der Gesamtphosphatide mit chromatographischen Verfahren (Tabelle 9)

BLOMSTRAND (1960) trennte durch Säulenchromatographie an Kieselsäure nach BORGSTRÖM eine Phosphatidfraktion ab und bestimmte darin gaschromatographisch die Fettsäuren (s. u.). Später wurden von BLOMSTRAND u. NAKAYAMA (1961) die Phosphatide aus Liquor an kieselsäureimprägniertem Filterpapier durch Neutronenautoradiographie gemessen und dabei 0,40—0,60 mg-% ermittelt.

Ebenfalls nach säulenchromatographischer Abtrennung (Methode nach PHILLIPS) und nachfolgender Bestimmung in Anlehnung an FISKE u. SUBBAROW bestimmten PAPADOPOULOS, CEVALLOS u. HESS (1960) 0,40—0,57 mg-% (durchschnittlich 0,48 mg-%) Phosphatide in einem normalen Sammelliquor, die Werte wurden unter Zugrundelegung eines durchschnittlichen Molekulargewichts von 738 aus entsprechenden Lipidphosphorwerten von 0,017—0,024 mg-% berechnet.

Kieselsäureimprägniertes Filterpapier benutzten auch McARDLE sowie ZILKHA (1962, 1963) zur Phosphatidbestimmung. Im normalen Liquor fanden die Autoren eine Menge von 0,275—0,475 mg-% (1962) bzw. 0,20—0,45 mg-% (1963), bei Kindern unter 12 Jahren lag dieser Wert niedriger (0,145—0,375 mg-%) (1967). Eine starke Erhöhung wurde bei Rückenmarkstumoren (1,0—2,47 mg-%) und auch in einem Teil der Fälle mit infektiösen bzw. entzündlichen Prozessen des zentralen Nervensystems (0,475—1,175 mg-%) und Polyneuritis beobachtet, war jedoch weniger regelmäßig und stark bei cerebralen Hämorrhagien, Hirntumoren, amyotrophischer Lateralsklerose, multipler Sklerose, cervicalen Myelopathien (Spondy-

Tabelle 8. *Ergebnisse der Bestimmung von Gesamtlipiden, Gesamtcholesterin und Gesamtphosphatiden mit einer Mikromethode aus 1—3 ml Liquor bei verschiedenen neurologisch-psychiatrischen Erkrankungen*

Alter in Jahren	Klinische Diagnose	Liquorbefunde				
		Ges. prot. in mg-%	Zell-zahl in Dritt	Ges. lip. in mg-%	Chol. in mg-%	Phosph. in mg-%
8	Residualzustand (frühkindl. Hirnschädigung)	20	4	2,0	0,53	0,45
3	Inf. Cerebralparese	26	8	4,1	0,45	0,43
3	Frühkindliche Hirnschädigung	17	4	1,6	0,34	0,24
5	Ungeklärter cerebraler Prozeß	32	10	4,2	0,53	0,64
2	Herdencephalitis (Kontrolle)	83,2	3	3,7	0,39	0,44
3	Cerebrales Anfallsleiden	?	?	2,9	0,48	0,36
64	Faciale Sympathalgie	36	1	4,6	0,57	0,44
40	Zwangsneurose	36	9	2,3	0,41	0,36
60	Hirnatr. Proz. mit Demenz	22,4	2	4,5	0,55	0,65
46	Pontiner Proz. (entzündlich?)	30	2	5,2	0,60	0,68
58	Basiläre Impression	27	2	5,3	0,48	0,48
51	Lumbales Wurzelreizsyndrom	25	7	5,0	0,31	1,35
29	Veg.-hypochondr. Syndrom	37	6	6,4	0,74	0,78
3	Ventrikeltumor	?	?	5,6	0,70	1,07
49	Präsakr. Bandscheibenvorf.	52	2	2,3	0,48	1,15
58	Cerebraler Gefäßprozeß	51	17	3,8	0,63	0,59
48	Cerebraler Gefäßprozeß (Hypertonie)	79	6	6,4	0,70	0,54
32	Sympt. Anfallsleiden (Hirnatr.)	25	3	3,4	0,40	0,58
46	Cerebraler Gefäßprozeß (Hypertonie)	37	6	3,4	0,58	0,73
17	Chordom	31	2	4,6	0,70	0,81
3	Residualsyndrom	32	0	6,4	0,65	0,66
36	Lumb. Wurzelreizsyndrom bei Lymphogranulomat.	42	3	6,8	0,36	0,64
44	Zust. nach Subarachn.-bl. bei mult. Gefäßmißbildung	32	17	3,1	0,46	0,74
25	STP ungekl. Ätiol.	31	11	5,2	0,57	0,48
15	Verhaltensstörung	28	2	6,0	0,16	0,38
15	Schwerhörigkeit ungeklärter Ätiol.	31	10	5,3	0,70	0,96
49	Cervicaler Bandscheibenvorfall	39	8	3,9	0,43	0,80
35	Cerebr. Anfallsl. bei frühkindl. Hirnschädigung	34	1	6,2	0,40	0,36
14	Entwicklungsstörung	26	4	4,8	0,54	0,48
4	Residualzustand nach früh-kindlicher Hirnschädigung	19	8	5,1	0,61	0,62
41	Cerebraler Gefäßprozeß	54	1	3,7	0,51	0,38
22	Rezid. Bandscheibenvorfall	65	3	3,7	0,68	1,02
58	Hirnatr. Prozeß (vasculär)	52	7	5,1	0,54	1,03
69	Symptom. Anfallsleiden (Stecksplitterv.)	35	12	5,6	0,48	0,45
30	Lumbaler Bandscheibenvorfall	38	3	4,3	0,56	0,82
61	Cerebraler Gefäßprozeß	34	2	6,4	0,76	0,49
46	Posttraumat. Anfallsleiden	27	7	4,9	1,14	0,38
24	Ungekl. cerebr. Prozeß (entzündl.?)	26	42	3,7	1,0	0,41
59	Lumbaler Bandscheibenvorfall	32	3	6,0	0,67	0,41
39	Chronische Meningoencephalitis	83	1	6,6	0,93	1,0

Tabelle 8 (Fortsetzung)

Alter in Jahren	Klinische Diagnose		Liquorbefunde				
			Ges. prot. in mg-%	Zell- zahl in Dritt.	Ges. lip. in m-%	Chol. in mg-%	Phosph. in mg-%
52	Meningiom		237	1	13,5	4,26	2,44
24	Sympt. Anfallsleiden		60	2	8,0	0,74	0,96
57	Diss. Encephalomyelitis		66	5	6,0	0,57	0,67
49	Cerebrale Cysticercose		44	291	1,8	0,35	0,36
40	Cerebrale Cysticercose		38	8	4,4	0,56	0,40
30	Cerebrale Cysticercose		82	34	8,0	0,77	0,75
44	Cerebrale Cysticercose		54	288	5,6	0,61	0,50
59	Diss. Encephalomyelitis		27	35	7,0	0,57	0,84
45	Chron. Meningoencephalitis		66	17	6,4	0,83	0,78
29	Chron. diss. Enc.		53	37	6,4	0,51	1,12
29	Akute bakt. Mening.	I	352	25000	14,0	2,82	2,28
		II	60	882	7,5	1,51	1,74
		III	47	204	4,4	0,85	0,67
35	Chron. Meningoencephalitis	I	181	454	9,2	1,14	1,36
		II	228	416	6,6	1,27	1,26
		III	53	19	4,0	0,57	0,78
48	Diss. Encephalomyelitis		26	2	6,3	0,41	0,42
60	Refl. Pupillenstarre		31	2	7,9	0,65	0,94
66	Akute eitr. Meningitis (nach Behandlung)		86	14	7,9	0,91	1,27
36	Cerebr. Epidermoid (Zustand nach Operation)		37	4	5,8	0,62	0,79
58	Glioblastom		56	1	6,0	0,84	0,50
38	Akute Meningoencephalitis	I	109	1500	8,2	1,10	1,34
		II	93	254	8,3	0,91	0,89
		III	74	26	5,2	0,62	0,66
25	Tub. Meningitis		110	68	9,9	2,1	2,04
50	Lues cerebrosp.	II	117	46	7,8	1,10	0,89
		III	73	12	6,4	0,88	1,20
63	Cerebraler Gefäßprozeß mit Krampfbereitschaft		25	18	5,2	0,70	0,73
61	Tabes dorsalis		82	268	7,1	0,45	0,73
43	Tabes dorsalis (nach Behandlung)		23	1	5,6	0,26	0,41
60	Tabes dorsalis (nach Behandlung)		51	13	8,1	1,18	1,27
55	Amyotroph. LS		61	1	4,4	0,74	1,08
25	Querschnittmyelitis		95	2	5,25	0,80	0,70
56	Spin. Proz. bei Melanom		74	8	6,4	0,78	0,86
62	Neurinom (L 3)		1576	2	12,60	2,81	2,36
23	Spinale Dysplasie		23	6	6,0	0,40	0,58
70	Amyotroph. LS		70	2	5,3	0,75	0,69
69	Tabes dors. und Polyneuropathie		176	28	4,8	1,27	1,83
52	Chron. Polyneuromyelitis		105	23	8,6	0,37	0,47
40	Atyp. fam. neurale Muskelatrophie		170	3	5,6	0,70	1,29
29	Dystr. Myotonie und Polyneuropathie		88	7	8,1	0,55	0,78
79	Diabet. Polyneuropathie		34	17	5,7	0,77	0,84
41	Neuritis N. VII bds. (nach Behandlung)		39	312	4,0	0,62	0,47

Tabelle 9. *Gesamtphosphatidwerte im normalen Liquor und pathologische Vermehrung nach chromatographischen Verfahren (SC = Säulenchromatographie, PC = Papierchromatographie, DC = Dünnschichtchromatographie)*

Autoren	Methode	Normalgehalt in mg-%	Vermehrung
PAPADOPOULOS, CEVALLOS u. HESS, 1960	SC	0,40 —0,57	
BLOMSTRAND u. NAKAYAMA, 1961	PC	0,40 —0,60	
McARDLE u. ZILKHA, 1962	PC	0,275—0,475	Entzündliche und infektiöse Prozesse des zentralen Nervensystems, multiple Sklerose, amyotrophische Lateralsklerose, Hämorrhagie, Polyneuritis,
ZILKHA u. McARDLE, 1963	PC	0,20 —0,45	Rückenmarkstumor, Myelopathie
SHIN, 1963	SC	0,549	
PHILLIPS u. ROBINSON, 1963	DS	0,31—0,44	Multiple Sklerose, Vorderhornerkrankungen, Muskeldystrophie
FARSTAD, 1965	SC	0,51	
ZILKHA, 1967	PC	0,375 (Kinder 0,245)	Progred. kindl. Spasmus, subakute sklerosierende Leukoencephalitis, cerebrale Lipidosen, Schildersche Erkrankung

lose), frühkindlicher Hirnschädigung (bis 0,520 mg-%), amaurotischer Idiotie (0,530 mg-%), metachromatischer Leukodystrophie (0,522 mg-%), Schilderscher Krankheit (0,785 mg-%), cerebraler Gliose (0,505 mg-%) oder subakuter, sklerosierender Leukoencephalitis (0,462 mg-%) vorhanden.

Mit einer Mikromodifikation der säulenchromatographischen Methode von BORGSTRÖM bzw. NELSON-FREEMAN (SHIN u. LEE, 1962) und nachfolgender colorimetrischer Bestimmung der abgetrennten Phosphatide nach BARTLETT ermittelte SHIN (1963) Werte von 0,549 mg-%.

Die erste quantitative dünnschichtchromatographische Untersuchung der Phosphatide wurde von PHILLIPS u. ROBINSON (1963) aus 5—10 ml Liquor durch Auskratzen der Phosphatide und Phosphorbestimmung nach FISKE u. SUBBAROW durchgeführt. Je nach Verwendung unterschiedlicher Extraktionsmethoden ergaben sich Werte von zwischen 0,31 und 0,44 mg-% im Normalliquor. Bei einigen Fällen von multipler Sklerose, Vorderhornerkrankung und Muskeldystrophie war die Phosphatidmenge erhöht.

Im Rahmen von Fettsäurebestimmungen der Liquorlipide wurde von FARSTAD (1965) durch Säulenchromatographie an Kieselsäure auch eine Phosphatidfraktion gewonnen, die 0,51 mg-% ausmachte.

4. Die Bestimmung einzelner Phosphatidtypen mit nichtchromatographischen Verfahren

Einzelne Phosphatide wurden mit nichtchromatographischen Methoden nur in Einzelfällen untersucht. In einer Reihe von älteren Arbeiten (MÜLLER, 1885; ZDAREK, 1902; ROSEN, KRASNOW u. NOTKIN, 1932) wurde zwar angegeben, daß eine Lecithinreaktion durchgeführt wurde, worunter aber aller Wahrscheinlichkeit nach eine Bestimmung der Gesamtphosphatide verstanden wurde. Auch MASTROGIOVANNI u. VENTRA (1965) gaben neben dem Gesamtlipidphosphor im Alkohol-Ätherextrakt die Lecithinmenge an, die aber der üblichen Umrechnung entsprechend ebenfalls der Gesamtphosphatidmenge gleichkam.

LAFONTAINE (1947) berichtete über eine Sphingomyelinbestimmung im Liquor nach der Methode von THANNHAUSER, konnte Sphingomyelin aber nicht im normalen Liquor, sondern nur in pathologischen Fällen nachweisen.

Durch Anwendung der Schiffschen Reaktion versuchte zuerst OSTER (1947), Aldehydphosphatide (Plasmalogene) im Liquor aufzufinden, die Reaktion war jedoch negativ. Spätere Untersuchungen von STAMMLER (1954) zeigten dagegen, daß etwa $^1/_3$ der Phosphatide als Acetalphosphatide vorliegen müssen (0,305 mg-%). Eine sichere Erhöhung fand sich nur bei Hirnmetastasierung und eitriger Meningitis, nicht bei anderen organischen Prozessen des zentralen Nervensystems (multiple Sklerose, Neurolues, cerebrale Erweichungen).

Der erste eigentliche und erfolgreiche Versuch einer Differenzierung der Phosphatide mit nichtchromatographischen, mikrochemischen Methoden geht auf die Arbeitsgruppe um TOURTELLOTTE (1959) zurück. Mit dem im methodischen Teil dieser Arbeit näher erläuterten Verfahren wurde eine Lecithin-, Sphingomyelin- und Kephalinfraktion bestimmt. Es konnte erstmals gezeigt werden, daß diese Phosphatidtypen nicht nur im Serum, sondern auch im Liquor vorhanden sind (Tabelle 10).

Lecithin war im Normalliquor in einer Menge von 0,094—0,268 mg-% (1962), durchschnittlich von 0,168 mg-% (1959) bzw. 0,181 mg-% (1962) vorhanden. Bei metachromatischer Leukodystrophie war sein Gehalt im Liquor unverändert (1962), bei multipler Sklerose und Retrobulbärneuritis fand sich eine leichte Abnahme des Lecithins (1961, 1964 und 1969).

Der Normalwert für Sphingomyelin betrug 0,049—0,143 mg-% (1962), im Durchschnitt 0,087 mg-% (1959) bzw. 0,096 mg-% (1962). Er war bei Niemann-Pickscher Erkrankung (1961, 1962), aber auch bei metachromatischer Leukodystrophie (1962) etwa auf das 4fache vermehrt, weniger bei multipler Sklerose (1964 und 1969). Bei einem Patienten mit Tay-Sachsscher Krankheit fand sich ebenfalls eine Sphingomyelinerhöhung (1965).

Kephalin schließlich war im normalen Liquor in einer Menge von 0,046 bis 0,164 mg-% (1962), durchschnittlich von 0,090 mg-% (1959) bzw. 0,105 mg-% (1962) vorhanden. Eine deutliche Vermehrung zeigte sich bei metachromatischer

Tabelle 10. *Werte für einzelne Phosphatide (Lecithin, Sphingomyelin, Kephalin) des Liquors bei Normalpersonen und verschiedenen Krankheiten nach* TOURTELLOTTE *u. Mitarb.*

Phosphatide	Normalgehalt in mg-%	Vermehrung
Lecithin	0,094—0,268 (0,181)	
Sphingomyelin	0,049—0,143 (0,096)	Niemann-Picksche Erkrankung, Metachromatische Leukodystrophie, multiple Sklerose, (Tay-Sachssche Erkrankung)
Kephalin	0,046—0,164 (0,105)	Multiple Sklerose, Metachromatische Leukodystrophie, Retrobulbärneuritis

Leukodystrophie (1962) und isolierter Retrobulbärneuritis (1969), während die Veränderungen bei multipler Sklerose weniger ausgeprägt waren (1964 und 1969).

5. Die Bestimmung einzelner Phosphatidtypen mit chromatographischen Verfahren (Tabelle 11)

Die Möglichkeit einer direkten Untersuchung einzelner Phosphatide war erst
durch die Auftrennung mittels chromatographischer Verfahren und anschließende
(colorimetrische oder gravimetrische) Bestimmung möglich.

Die dabei aufgefundenen Phosphatidfraktionen und der ermittelte quantitative
Anteil sollen im folgenden im einzelnen getrennt besprochen werden.

a) Lecithin: Durch Trennung der Phosphatide mit Hilfe der Säulenchromatographie an Kieselsäure (PHILLIPS) und Identifizierung der Fraktionen an kieselsäureimprägniertem Filterpapier (MARINETTI) konnte von CEVALLOS, PAPADOPOULOS u.
HESS (1959) zunächst qualitativ Lecithin im Liquor nachgewiesen werden. Von der
gleichen Autorengruppe (PAPADOPOULOS, CEVALLOS u. HESS) wurde dann 1960 im
Normalliquor ein Gehalt von 0,29 mg-% Lecithin festgestellt.

Nach säulenchromatographischer Abtrennung der Phosphatide (BORGSTRÖM) und
Identifizierung der Hydrolyseprodukte durch Papierchromatographie (REED) mittles
Neutronenautoradiographie war es BLOMSTRAND und NAKAYAMA (1961) möglich,
auf das Vorhandensein von Lecithin im Liquor zu schließen.

Auch STEPAN, TKAC u. HANZLICEK (1961) sowie HACK u. HELMY (1962) wiesen
qualitativ durch Papierchromatographie (HACK) Lecithin im Liquor nach.

McARDLE u. ZILKHA (1962) fanden nach Papierchromatographie (MARINETTI)
des „Folch"-verteilten normalen Liquorlipidextraktes 56,7% (1962) bzw. 57,5%
(ZILKHA u. McARDLE, 1963) der Gesamtlipidphosphormenge für Lecithin, was einem
Anteil von 0,107—0,245 mg-% (durchschnittlich 0,21 mg-%), bei Kindern 0,147
mg-% (1967), entsprach. Der Absolutgehalt war mit der Vermehrung der Gesamtphosphatidmenge bei Fällen von Polyneuritis (0,35—0,73 mg-%), Rückenmarkstumor (0,87 mg-%), Entmarkungskrankheiten (bis 0,83 mg-%), Vorderhornerkrankung (0,33 mg-%) und Spondylose (0,28 mg-%) erhöht.

Die erste dünnschichtchromatographische Analyse der Phosphatide stammt von
PHILLIPS u. ROBINSON (1963). Mit verschiedenen Extraktionsmethoden wurde im
Normalliquor ein Anteil von 0,256—0,349 mg-% Lecithin ermittelt. Abgesehen
von einem Multiple-Sklerose-Fall mit einem 4fachen Anstieg der Gesamtphosphatid-
menge waren in weiteren Fällen von multipler Sklerose, Vorderhornerkrankung,
Muskeldystrophie und Zuständen von Schwindel die Werte normal.

Durch qualitative Dünnschichtchromatographie wurde Lecithin auch von MESTER
(1964), SIMON (1965) sowie VAN SANDE u. BOKONJIK (1966) aufgefunden.

ALLING (1965) gab nach Dünnschichtchromatographie für Lecithin (berechnet
nach einer schematischen Darstellung) einen Wert von etwa 18% bezogen auf die
Gesamtlipidmenge an. Da der Anteil der Gesamtlipide nicht mitgeteilt wurde, ist die
Absolutmenge unbekannt.

Durch photometrische Bestimmung der Flecken auf der Dünnschichtplatte wurde
von CHRISTENSEN LOU u. MATZKE (1965) die Menge an Lecithin in verschiedenen
pathologischen Liquoren gemessen. Bei einer Patientengruppe, bei welcher eine
Destruktion der weißen Substanz angenommen wurde (multiple Sklerose, Myelo-

Tabelle 11. *Werte für einzelne Phosphatide im normalen Liquor und pathologische Vermehrung, nach chromatographischen Verfahren (SC = Säulenchromatographie, PC = Papierchromatographie, DC = Dünnschichtchromatographie)*

Substanz	Autoren	Methode	Normalgehalt in mg-%	Vermehrung
Lecithin	CEVALLOS, PAPADOPOULOS u. HESS, 1959	SC, PC	qualitativ	
	PAPADOPOULOS, CEVALLOS u. HESS, 1960	SC, PC	0,29	
	BLOMSTRAND u. NAKAYAMA, 1961	SC, PC	qualitativ	
	STEPAN, TKAC u. HANZLICEK, 1961	PC	qualitativ	
	HACK u. HELMY, 1962	PC	qualitativ	
	McARDLE u. ZILKHA, 1962, 1963; ZILKHA, 1967	PC	0,107—0,245	Rückenmarkstumor, Entmarkungskrankheiten, Polyneuritis, Vorderhornerkrankung, Spondylose
	PHILLIPS u. ROBINSON, 1963	DC	0,256—0,349	
	MESTER, 1964	DC	qualitativ	
	ALLING, 1965	DC	(18%)	
	CHRISTENSEN LOU u. MATZKE, 1965	DC	(Cerebrosid/Lecithinindex)	
	SIMON, 1965	DC	qualitativ	
	PILZ u. FRICK, 1966	DC	0,27 (0,09—0,4)	
	VAN SANDE u. BOKONJIC, 1966	DC	qualitativ	
	SASTRY u. STANCER, 1968	DC	0,26	
	PILZ	DC	0,093	(Multiple Sklerose)
Sphingomyelin	CEVALLOS, PAPADOPOULOS u. HESS, 1959	SC, PC	qualitativ	
	PAPADOPOULOS, CEVALLOS u. HESS, 1960	SC, PC	0,08	
	BLOMSTRAND u. NAKAYAMA, 1961	SC, PC	qualitativ	
	CURTIS u. SEIPEL, 1961	PC	qualitativ	
	STEPAN, TKAC u. HANZLICEK, 1961	PC	qualitativ	
	HACK u. HELMY, 1962	PC	qualitativ	
	McARDLE u. ZILKHA, 1962, 1963; ZILKHA, 1967	PC	0,057—0,125	Rückenmarkstumor, (Entmarkungskrankheiten)
	PHILLIPS u. ROBINSON, 1963	DC	0,067—0,116	
	MESTER, 1964	DC	qualitativ	
	ALLING, 1965	DC	(7,8%)	

Tabelle 11 (Fortsetzung)

Substanz	Autoren	Methode	Normalgehalt in mg-%	Vermehrung
	CHRISTENSEN LOU u. MATZKE, 1965	DC	(s. Text)	
	SIMON, 1965	DC	qualitativ	
	PILZ u. FRICK, 1966	DC	0,10 (0,05—0,15)	
	VAN SANDE u. BOKONJIC, 1966	DC	qualitativ	
	SASTRY u. STANCER, 1968	DC	0,036 (Kinder um 0,06)	
	PILZ	DC	0,05	(Multiple Sklerose)
Gesamt-kephalin	CEVALLOS, PAPADOPOU-LOS u. HESS, 1959	PC, SC	qualitativ	
	PAPADOPOULOS, CEVAL-LOS u. HESS, 1959	PC, SC	0,08	
	McARDLE u. ZILKHA, 1962, 1963	PC	0,019	Entmarkungskrank-heiten (multiple Skle-rose), Polyneuritis, Spondylose, amyotro-phische Lateralskler.
	ALLING, 1965	DC	(2,1%)	Entmarkungskrank-heiten
	CHRISTENSEN LOU u. MATZKE, 1965	DC	(s. Text)	
	VAN SANDE u. BOKONJIC, 1966	DC	qualitativ	
	ZILKHA, 1967	PC	0,019 (Kinder 0,012)	Schildersche Erkran-kung, subakute, skle-rosierende Leuko-encephalitis, progred. kindl. Spasmus
	SASTRY u. STANCER, 1968	DC	0,064	
Colamin-kephalin	BLOMSTRAND u. NAKAYAMA, 1961	PC, SC	qualitativ	
	STEPAN, TKAC u. HANZLICEK, 1961	PC	qualitativ	
	HACK u. HELMY, 1962	PC	qualitativ	
	McARDLE u. ZILKHA, 1962, 1963	PC	qualitativ	
	PHILLIPS u. ROBINSON, 1963	DC	0,014—0,038	(Multiple Sklerose)
	ALLING, 1965	DC	(s. Text)	
	SIMON, 1965	DC	qualitativ	(Multiple Sklerose)
	PILZ u. FRICK, 1966; PILZ	DC	Spuren	Multiple Sklerose (Metachromatische Leukodystrophie)
Serin-kephalin	BLOMSTRAND u. NAKAYAMA, 1961	SC, PC	qualitativ	

Tabelle 11 (Fortsetzung)

Substanz	Autoren	Methode	Normalgehalt in mg-%	Vermehrung
	HACK u. HELMY, 1962	PC	qualitativ	
	McARDLE u. ZILKHA, 1962, 1963	PC	qualitativ	
	PHILLIPS u. ROBINSON, 1963	DC	0	
	ALLING, 1965	DC	(s. Text)	
Lysolecithin	BLOMSTRAND u. NAKAYAMA, 1961	SC, PC	qualitativ	
	PAPADOPOULOS, CEVALLOS u. HESS, 1960	SC, PC	0,03	
	McARDLE u. ZILKHA, 1962, 1963	PC	qualitativ	
	PHILLIPS u. ROBINSON, 1963	DC	0,023—0,036	
	MESTER, 1964	DC	qualitativ	
	PILZ u. FRICK, 1966	DC	0,02—0,03	
	SASTRY u. STANCER, 1968	DC	0,076	
	PILZ	DC	0,019	
Inositphosphatide	BLOMSTRAND u. NAKAYAMA, 1961	SC, PC	qualitativ	
	McARDLE u. ZILKHA, 1962, 1963	PC	qualitativ	
Plasmalogene	BLOMSTRAND u. NAKAYAMA, 1961	SC, PC	qualitativ	
	HACK u. HELMY, 1962	PC	qualitativ	
Cardiolipin	HACK u. HELMY, 1962	PC	qualitativ	

pathie, Encephalopathie, Rückenmarkstumor) lag der Durchschnittswert um 0,192 mg-%; bei zwei weiteren Gruppen mit den verschiedensten Erkrankungen (multiple Sklerose, Epilepsie, cerebraler Gefäßprozeß, Hirntumor usw.) um 0,290 bzw. 0,248 mg-%. Die verschiedenen Gruppen waren entsprechend einem Cerebrosid/Lecithin-Index zusammengestellt (s. auch Cerebroside).

1968 bestimmten SASTRY u. STANCER dünnschichtchromatographisch im Liquor von Kindern und Erwachsenen Lecithin. Die Menge nahm von 0,15 mg-% (1- und 2jährige) auf durchschnittlich 0,25 mg-% (Erwachsene) zu, beim Bezug auf den Gesamtphosphatidgehalt war jedoch im Gegensatz zu allen anderen Phosphatiden eine relative Abnahme des Lecithinanteiles zu verzeichnen.

Im Rahmen eigener Untersuchungen wurde durch quantitative Dünnschichtchromatographie in verschiedenen Normalliquoren eine Menge von 3,4—10,4% (durchschnittlich 6,7%) Lecithin bezogen auf den Gesamtlipidextrakt ermittelt. Die Berücksichtigung der ebenfalls schwankenden Gesamtlipidmenge in den einzelnen Liquoren (siehe dort) führt bei der Umrechnung in mg-% zu der erheblichen Streubreite zwischen 0,009 und 0,4 mg-% (PILZ u. FRICK, 1966). Spätere Untersuchungen eines an Sephadex gereinigten Sammelliquor-Gesamtlipid-Extraktes ergaben nur 0,093 mg-% Lecithin (3,8% der Gesamtlipide). Bei einem entsprechendem MS-Sammelliquor war die relative Lecithinmenge mit 3,2% des Gesamtlipidextraktes leicht erniedrigt und betrug 0,224 mg-%.

b) Sphingomyelin wurde im wesentlichen von den gleichen Untersuchern bestimmt, welche auch Lecithin nachwiesen. Zunächst qualitativ durch Säulen- und Papierchromatographie wurde Sphingomyelin von CEVALLOS, PAPADOPOULOS u. HESS (1959) aufgefunden und später (PAPADOPOUOLOS, CEVALLOS u. HESS, 1960) in einer Menge von durchschnittlich 0,08 mg-% ermittelt.

Mit der gleichen Methode wie für Lecithin schlossen auch BLOMSTRAND u. NAKAYAMA (1961) auf das Vorhandensein von Sphingomyelin im Liquor.

Gleichfalls nach qualitativer Papierchromatographie wiesen CURTIS u. SEIPEL (1961) (auch in Fällen von multipler und diffuser Sklerose), STEPAN, TKAC u. HANZLICEK (1961) sowie HACK u. HELMY (1962) Sphingomyelin im Liquor nach.

Ein Anteil von 26,9% (MCARDLE u. ZILKHA, 1962) bzw. von 26,3% (ZILKHA u. MCARDLE, 1963) der Gesamtphhosphatidmenge an Sphingomyelin entsprach etwa einem Gehalt von 0,057—0,125 mg-% (durchschnittlich 0,10 mg-%), bei Kindern wurden 0,059 mg-% gefunden (1967). Wie beim Lecithin war auch Sphingomyelin wegen der Vermehrung der Gesamtphosphatide bei Rückenmarkstumor, Entmarkungskrankheiten, Vorderhornerkrankungen und Spondylose erhöht. Bei schnell verlaufenden oder schweren Fällen von multipler Sklerose war die Menge des Sphingomyelins gelegentlich höher als die des Lecithins.

PHILLIPS u. ROBINSON (1963) fanden dünnschichtchromatographisch 0,067 bis 0,116 mg-% Sphingomyelin im Liquor. — Durch qualitative Dünnschichtchromatographie konnten MESTER (1964), SIMON (1965) sowie VAN SANDE u. BOKONJIC (1966) Sphingomyelin nachweisen.

Nach einer Berechnung anhand eines mitgeteilten Schemas ermittelte ALLING (1965) 7,8% Sphingomyelin bezogen auf den Gesamtlipidextrakt.

CHRISTENSEN LOU u. MATZKE (1965) wiesen in verschiedenen pathologischen Liquoren 0,01—0,13 mg-% Sphingomyelin nach. Die höchsten Werte fanden sich in einem Fall von multipler Sklerose (0,13 mg-%) sowie bei Rückenmarkstumor (0,108 mg-%).

Bei Kindern zwischen 1 und 2 Jahren wurde dünnschichtchromatographisch von SASTRY u. STANCER (1968) im Durchschnitt 0,024 mg-% Sphingomyelin aufgefunden, bis zum 14. Lebensjahr nahm die Sphingomyelinmenge zu (0,041 mg-%), bei Erwachsenen fanden sich überraschend niedrige Werte zwischen 0,028 und 0,046 mg-% (0,036 mg-%).

Wir (PILZ u. FRICK, 1966) fanden dünnschichtchromatographisch in verschiedenen Normalliquoren eine Sphingomyelinmenge von 1,9—3,1% (durchschnittlich 2,6%) bezogen auf den Gesamtlipidextrakt, was etwa einem Anteil von 0,05 bis 0,15 mg-% entsprach. Spätere Untersuchungen an einem normalen, an Sephadex gereinigten Sammelliquor (s. o.) ergaben 0,05 mg-% (1,8—1,9% der Gesamtlipidmenge), die entsprechenden Werte eines MS-Sammelliquors waren 0,084 mg-% (1,2% der Gesamtlipidmenge).

c) Kephaline wurden qualitativ durch Papierchromatographie (CEVALLOS, PAPADOPOULOS u. HESS, 1959; STEPAN, TKAC u. HANZLICEK, 1961) und Dünnschichtchromatographie (VAN SANDE u. BOKONJIC, 1966) nachgewiesen. PAPADOPOULOS,

CEVALLOS u. HESS (1960) ermittelten 0,08 mg-%, McARDLE sowie ZILKHA (1962, 1963) 5,2% der Gesamtphosphatidmenge, entsprechend 0,005—0,037 mg-% (durchschnittlich 0,020 mg-%), bei Kindern 0,002—0,021 (0,012) mg-% (1967). Während bei entzündlichen Prozessen des Nervensystems der Phosphatidgehalt insgesamt erhöht war, fanden die Autoren bei fortschreitenden Entmarkungen (multiple Sklerose, amyotrophische Lateralsklerose) einen bemerkenswerten Anstieg der Kephalinmenge bis auf etwa 0,30 mg-% bei einem häufig nur leicht erhöhten Gesamtphosphatidgehalt. Auffällig war die relative Kephalinvermehrung auch bei metachromatischer Leukodystrophie (0,062 mg-%), bei cerebraler Gliose (0,080 mg-%), beim progredienten infantilen Spasmus (bis 1,3 mg-%), bei der subakuten sklerosierenden Leukoencephalitis (0,0971 mg-%) und der Schilderschen Krankheit (0,239 mg-%), während bei stationären frühkindlichen Hirnschädigungen oder amaurotischer Idiotie normale bzw. Grenzwerte vorkamen (ZILKHA, 1967). ALLING (1965) fand dünnschichtchromatographisch 2,11% Kephalin bezogen auf die Gesamtlipidmenge, welches sich anhand der abgebildeten Fotos offensichtlich im wesentlichen auf Colaminkephalin bezog (s. u.).

CHRISTENSEN LOU u. MATZKE (1965) ermittelten bei verschiedenen neurologischen Krankheitsbildern (s. Lecithin) zwischen 0,016 und 0,10 mg-% an Kephalin, bei einer Gruppe mit Markzerfallsprozessen war das Kephalin/Lecithin-Verhältnis am höchsten.

Eine Reihe von Untersuchern nahm die getrennte Bestimmung von Colamin- und Serinkephalin vor.

Qualitativ wurden beide Kephalintypen von BLOMSTRAND u. NAKAYAMA (1961) sowie HACK u. HELMY (1962) bestimmt. Eine gute papierchromatographische Trennung beider Kephaline wurde von McARDLE u. ZILKHA (1962) bzw. von ZILKHA u. McARDLE (1963) nur selten gesehen, so daß sie quantitativ zusammen bestimmt wurden.

Während PHILLIPS u. ROBINSON (1963) durch Dünnschichtchromatographie Serinkephalie nicht auffinden konnten, war Colaminkephalin in einer Menge von 0,014—0,038 mg-% vorhanden. In einem Fall von multipler Sklerose war die Colaminkephalinmenge etwa auf das 4fache des Normalwertes erhöht (0,114 mg-%).

Beim optischen dünnschichtchromatographischen Vergleich erschien SIMON (1965) in 5 von 18 Fällen mit multipler Sklerose die Colaminkephalinmenge vermehrt.

SASTRY u. STANCER (1968) konnten dünnschichtchromatographisch nachweisen, daß die Kephalinmenge im Liquor von Kleinkindern (1.—2. Lebensjahr) etwa 0,008 mg-% beträgt und im Laufe des Lebens allmählich zunimmt. Bei Erwachsenen wurden Werte zwischen 0,049 und 0,081 mg-% (0,064 mg-%) gemessen.

Wir konnten im normalen Liquor Colaminkephalin nur in Spuren vorfinden (PILZ u. FRICK, 1966), während die Bestimmung in dem bereits genannten MS-Sammelliquor 0,28 mg-% (4% der Gesamtlipidmenge) ergab. Eine leichte Vermehrung auf 0,07 mg-% (0,5 % der Gesamtlipidmenge) konnte auch bei einem Fall von infantiler metachromatischer Leukodystrophie nachgewiesen werden.

d) Lysolecithin wurde erstmals von PAPADOPOULOS, CEVALLOS u. HESS (1963) durch Säulen- und Papierchromatographie in einer Menge von 0,03 mg-% nachgewiesen. Qualitativ fanden es BLOMSTRAND u. NAKAYAMA (1961) als Hydrolyseprodukt (papierchromatographisch), MESTER (1964) und SIMON (1965) (dünnschichtchromatographisch) im Liquor.

McArdle u. Zilkha (1962) sowie Zilkha u. McArdle (1963) konnten papierchromatographisch Lysolecithin und Inositphosphatide nicht vollkommen trennen, so daß beide Fraktionen zusammen bestimmt werden mußten (0,03—0,05 mg-%).

Phillips u. Robinson (1963) fanden Lysolecithin in Abhängigkeit von der Extraktionsmethode im Liquor in einer Menge von durchschnittlich 0,0345 mg-% (0,023—0,036) vor.

Bei Kindern verschiedener Altersstufen war durch Sastry u. Stancer (1968) 0,012—0,035 mg-%, bei Erwachsenen 0,059—0,089 mg-% (0,076 mg-%) an Lysolecithin mit Hilfe der Dünnschichtchromatographie nachzuweisen.

Von uns (Pilz u. Frick, 1966) wurde im Normalliquor ein Anteil von durchschnittlich 0,67% Lysolecithin bezogen auf den Gesamtlipidextrakt bestimmt, was ungefähr 0,02—0,03 mg-% entsprach. In einzelnen Liquoren war die Lysolecithinmenge für eine quantitative Messung zu gering. In dem später untersuchten normalen Sammelliquor fanden wir Werte von 0,7% des Gesamtlipidextraktes, entsprechend 0,019 mg-%. Im MS-Sammelliquor war der relative Anteil ähnlich wie derjenige des Lecithins und Sphingomyelins auf 0,36% (= 0,025 mg-%) erniedrigt.

e) Weitere Spurenphosphatide: Inositphosphatide wurden bisher nur qualitativ im Liquor ermittelt (Blomstrand u. Nakayama, 1961). McArdle und Zilkha (1962, 1963) bestimmten es zusammen mit dem Lysolecithin (s. o.).

Auch Plasmalogene wurden mit der papierchromatographischen Technik im Liquor qualitativ aufgefunden (Blomstrand u. Nakayama, 1961; Hack u. Helmy, 1962).

Cardiolipin wurde bisher nur von Hack u. Helmy (1962) im Liquor nachgewiesen.

IV. Die Glykolipide des Liquor cerebrospinalis

Untersuchungen über Glykolipide im Liquor verdienen wegen des verhältnismäßig hohen Anteils dieser Lipidfraktion im Gehirn besonderes Interesse. Es kommen insbesondere die Cerebroside, Cerebrosidschwefelsäureester (Sulfatide) und Ganglioside in Frage (Tabelle 12).

1. *Neuraminsäurefreie Glykolipide:* Germain u. Babin (1937) fanden in keinem Falle, auch nicht bei einem massiven Markzerfall von Hirngewebe, Galaktose im Lipidextrakt des Liquors.

Lafontaine (1947) führte Zuckerbestimmungen im Lipidextrakt nach Hagedorn-Jensen in der Modifikation nach Kimmelstiel aus und konnte damit etwa 3—5 mg-% an Glykolipiden (Cerebrosiden) nachweisen. In 3 Fällen von multipler Sklerose war diese Menge auf 8—13 mg-% und in 3 Fällen von tuberkulöser Meningitis auf 28—24 mg-% erhöht.

Im Jahre 1957 wurde von Dieckhoff u. Koch ebenfalls mit der Methode von Hagedorn-Jensen ein außergewöhnlich hoher Gehalt an Lipidgalaktose bei Kindern festgestellt. Bei 48 Normalfällen ohne klinisch nachweisbare Erkrankung des zentralen Nervensystems (Ernährungsstörungen, Hepatitis, Pneumonie, Bronchitis, grippale Infekte, Lungentuberkulose, Frühgeburt) fand sich eine Menge von 160 bis 270 mg-% entsprechend etwa 700—800 mg-% Cerebrosiden. Die Autoren schlossen daraus, daß die zuckerhaltigen Lipide den wesentlichsten Bestandteil der Gesamtlipide ausmachen. Bei entzündlichen Prozessen den Meningen stieg dieser Wert bis auf 2000 mg-% an, er war auch bei Poliomyelitis, Polyradiculoneuritis, Encephalitis, Commotio cerebri, Sauerstoffmangel des Gehirns (Intoxikation), Hydrocephalus, einem Tuberkulom des Gehirns und während epileptischer Anfälle unabhängig von

Tabelle 12. *Glykolipidwerte im normalen Liquor und pathologische Veränderungen, nach verschiedenen nichtchromatographischen und chromatographischen Verfahren (SC = Säulenchromatographie, PC = Papierchromatographie, DC = Dünnschichtchromatographie)*

Autoren	Methode	Art des Glykolipids	Normalgehalt in mg-%	Vermehrung
GERMAIN u. BABIN, 1937		Galaktolipide	0	
LAFONTAINE, 1947	Kimmelstiel	Glykolipide	3—5	Multiple Sklerose, tuberkulöse Meningitis
DIECKHOFF u. KOCH, 1957	Hagedorn-Jensen	Glyko- bzw. Galaktolipide	700—800	Abakterielle, eitrige u. tuberkulöse Meningitis, epileptischer Anfall, Encephalitis, Poliomyelitis, Polyradiculoneuritis, Commotio cerebri, Hydrocephalus
PLUM u. FOG, 1959		Cerebroside	4,7	Multiple Sklerose
HAGBERG u. SVENNER-HOLM, 1960	PC	Sulfatide	qualitativ (Spuren)	(Metachromatische Leukodystrophie)
CURTIS u. SEIPEL, 1961	PC	Cerebroside	qualitativ	
HACK u. HELMY, 1962	PC	Cerebroside, Ganglioside		
TOURTELLOTTE u. Mitarb., 1959	Robins u. Mitarb.	Nichtphospho-sphingolipide	0,059	
1962			0,094	
1961				Multiple Sklerose, Tay-Sachssche Erkrankung
1962				Tay-Sachssche u. Niemann-Picksche Erkrankung
1965, 1969				(Tay-Sachssche Erkrankung)
ALLING, 1965	DC	Cerebroside	Spuren	Multiple Sklerose
CHRISTENSEN LOU u. MATZKE, 1965	DC	Cerebroside		Multiple Sklerose, Epilepsie, Myelopathie, Rückenmarkstumor, Arteriosklerose, hirnatrophischer Prozeß
BERNHEIMER, 1968 u. 1969	DC	Ganglioside	Spuren ($\approx 0,1$ mg-%)	(Tay-Sachssche Erkrankung)
PILZ	DC	Cerebroside	Spuren	(Multiple Sklerose)

der Höhe der Zell- und Eiweißwerte erhöht. Dieser sehr hohe Cerebrosidgehalt konnte später nicht bestätigt werden. Als Erklärung kommt nur ein methodischer Fehler in Frage.

Ohne Angabe einer Methode berichteten PLUM u. FOG (1959) über 4,7 mg-% an Cerebrosiden bei Normalpersonen, die Menge war bei multipler Sklerose auf durchschnittlich 6,92 mg-% angestiegen.

HAGBERG u. SVENNERHOLM (1960) konnten bei 3 Fällen von metachromatischer Leukodystrophie qualitativ durch Papierchromatographie Sulfatide im Liquor nachweisen, ein Vergleich zu Normalfällen war wegen der geringen Menge nicht möglich.

Ebenfalls papierchromatographisch fanden CURTIS u. SEIPEL (1961) einen Substanzfleck, der im RF-Wert den Cerebrosiden entsprach.

Demgegenüber konnten HACK u. HELMY (1962) durch papierchromatographische Analyse weder Cerebroside noch Ganglioside im Liquor entdecken.

Die Arbeitsgruppe um TOURTELLOTTE bestimmte im Rahmen ihrer Liquorlipidstudien eine Fraktion, die als Nichtphospho-Sphingolipide bezeichnet wurde, sich durch Hexanolextraktion eines Lipidhydrolysates nach SCHMIDT sowie Bestimmung der Gesamtsphingolipide unter Abzug des Sphingomyelinanteiles in Anlehnung an ROBINS u. Mitarb. ergab und vorwiegend Cerebroside umfassen soll. Als Normalwert wurde eine Menge von 0,059 mg-% (1959) bzw. 0,094 mg-% (1962) angegeben. Diese Lipidfraktion war bei multipler Sklerose und Niemann-Pickscher Erkrankung (1961) erhöht, dagegen bei metachromatischer Leukodystrophie normal (1961, 1962). Der Glykolipidanstieg auf das 2—4fache bei multipler Sklerose wurde später (1964 und 1969) an einer größeren Anzahl von Patienten bestätigt, war besonders bei chronischen Formen ausgeprägt und wurde nach ACTH-Therapie nicht beobachtet. Eine Korrelation der „Cerebrosid"-Vermehrung zu Zellzahl, Mastixkurve oder γ_G-Globulin war nicht vorhanden (1969). Eine anfangs auch bei der Tay-Sachsschen Erkrankung aufgefundene Nichtphospho-Sphingolipid-Erhöhung (1961) konnte bei der Nachuntersuchung einer größeren Patientenzahl allerdings nicht mehr bestätigt werden (1965). Lediglich in einem Fall waren die Myelinlipide erhöht, und es wurde angenommen, daß diese über sog. Lipomakrophagen und Schaumzellen in den Liquor gelangten.

Durch Dünnschichtchromatographie wies ALLING (1965) Spuren von Cerebrosiden im Liquor nach, ihr Anteil war bei Entmarkungskrankheiten (multiple Sklerose) erhöht.

Auch CHRISTENSEN LOU u. MATZKE (1965)* untersuchten mit der Dünnschicht-Technik die Cerebroside im Liquor bei verschiedenen neurologischen Erkrankungen. Die Befunde wurden entsprechend einem Cerebrosid/Lecithin-Index in 3 Gruppen aufgeteilt. Sehr hohe Cerebrosidwerte (meistens über 0,3 mg-%) fanden sich bei Erkrankungen, bei denen eine Destruktion von weißer Substanz angenommen werden konnte (multiple Sklerose, Myelopathie, arteriosklerotische und präsenile Hirnatrophie, Epilepsie, Rückenmarkstumor). Bei einer 2. Gruppe lagen die Werte etwa zwischen 0,15 und 0,40 mg-%, sie wurden bei cerebralen Gefäßprozessen, Arachnitis, Neurose, Glioblastom, Polyneuropathie, Cephalgie, Epilepsie und Bandscheibenerkrankung beobachtet. Werte unter 0,12 mg-% (entsprechend der Berechnung aus

---

* Zu ähnlichen Ergebnissen kamen auch J. CLAUSEN und T. FOG, die Ergebnisse konnten hier nicht mehr berücksichtigt werden (Polar lipids and proteins in the CSF. In: Pathogenesis and Etiology of Demyelinating Diseases. Basel-New York: S. Karger 1969, S. 648).

dem Cerebrosid/Lecithin-Index) kamen bei cerebralen Gefäßprozessen, Hirntraumen, Bandscheibenschäden, Migräne, Epilepsie, Urämie, Neurose, diabetischer Polyneuropathie und Myelopathie vor.

Nachdem wir dünnschichtchromatographisch in Lipidextrakten normaler Liquoren (jeweils ca. 10 ml) Cerebroside nicht nachweisen konnten (PILZ u. FRICK, 1966), versuchten wir durch Anreicherung der Glykolipidfraktion mittels Säulenchromatographie zu klären, ob sich Cerebroside im Liquor befinden oder nicht. Zunächst wurde der mit Diäthyläther/Äthanol und Chloroform/Methanol gewonnene und gewaschene Lipidextrakt eines normalen und eines MS-Sammelliquors (je 50 ml) noch einmal an einer Sephadexsäule in Anlehnung an WELLS u. DITTMER gereinigt. Danach wurde an entaktiviertem Florisil in Anlehnung an KISHIMOTO u. RADIN sowie HAJRA u. RADIN mit Diäthyläther eine Neutrallipidfraktion, mit Chloroform/Methanol 4:1 eine Rohcerebrosidfraktion und mit wassergesättigtem Chloroform/Methanol 2:1 eine Phosphatidfraktion gewonnen. Bei der folgenden, vergleichend-qualitativen dünnschichtchromatographischen Untersuchung dieser Fraktionen waren nach dem Ansprühen mit dem Kägi-Miescher-Reagens im normalen Rohcerebrosidextrakt gerade noch zwei Flecken zu erkennen, die im RF-Wert den beiden typischen Galaktocerebrosidtypen entsprachen. Ein optischer Vergleich mit einer bekannten Menge an Testsubstanz ergab, daß es sich höchstens um 2—3 µg an Cerebrosiden handeln konnte. Nach dieser, wegen der fehlenden quantitativen Auswertung mit Vorbehalt zu wertenden Untersuchung muß man annehmen, daß im normalen Liquor weniger als 0,010 mg-% Cerebroside vorhanden sind. In der Rohcerebrosidfraktion des MS-Sammelliquors waren die Cerebroside im Vergleich zum Normalliquor gering vermehrt. Da in der Regel auch die Gesamtlipidmenge bei MS erhöht ist, handelt es sich dabei möglicherweise um einen unspezifischen Befund.

2. Ganglioside waren, wie bereits erwähnt, durch HACK u. HELMY (1962) papierchromatographisch nicht im Liquor nachzuweisen. TOURTELLOTTE (1962) vermutete ursprünglich, daß der Anstieg der Nichtphospho-Sphingolipide bei der Tay-Sachsschen Erkrankung durch Ganglioside bedingt sein könnte, führte eine weitere Differenzierung dieser Fraktion jedoch nicht durch.

Es gibt mehrere Untersuchungen über den Neuraminsäuregehalt des Liquors. Diese für Ganglioside typische Verbindung kommt jedoch auch in anderen Substanzen (Mucopolysaccharide, Glykoproteine) vor, so daß eine echte Beziehung zum Glykolipidstoffwechsel nicht immer zu erkennen ist. PLUM u. FOG (1959) berichteten über einen geringen, nicht signifikanten Anstieg des Neuraminsäuregehaltes mittels Papierchromatographie bei der multiplen Sklerose. Entsprechende Untersuchungen bei 9 Fällen von infantiler amaurotischer Idiotie mit der Thiobarbituratmethode (SAIFER u. GERSTENFIELD, 1962) ergaben keinen Anstieg der proteingebundenen Neuraminsäure. Freie Neuraminsäure ließ sich, wie auch im Normalliquor, nicht nachweisen. RICHTERICH, KAHLKE, VAN MECHELEN u. ROSSI (1967) fanden eine starke Vermehrung der proteingebundenen Neuraminsäure im Liquor bei einem Fall von Refsum-Syndrom. Andere Untersucher (z.B. MUSIL u. SKALICKOWA, 1963) konnten eine Verminderung bei Schizophrenie, Oligophrenie und entzündlich-degenerativen Prozessen des Zentralnervensystems nachweisen.

BERNHEIMER (1968, 1969) wies kürzlich dünnschichtchromatographisch in Spuren zwei verschiedene Disialoganglioside (die sich nur durch die Stellung der Neuraminsäure unterscheiden) sowie ein Trisialogangliosid vom Tetrahexosidtyp im Liquor nach. Das Monosialogangliosid vom Tetrahexosidtyp war nur inkonstant vorhanden. Bemerkenswerterweise fand sich bei einem Fall von infantiler amaurotischer Idiotie anstelle dessen das Tay-Sachs-Gangliosid (Monosialogangliosid vom Trihexosidtyp). Die Gesamtgangliosidkonzentration wurde nach groben, vergleichend-qualitativen Untersuchungen auf etwa 0,1 mg-% geschätzt.

V. Die Neutralfette (Glyceride) des Liquor cerebrospinalis

Untersuchungen über Neutralfette im Liquor liegen erst in geringer Anzahl vor (Tabelle 13).

Bereits 1899 konnte angeblich PANZER im Ätherextraktionsrückstand des Liquors eines Kindes mit Hydrocephalus qualitativ Neutralfett „in der üblichen Weise" nachweisen. Nähere methodische Angaben fehlen.

KOPETZKI (1912) berichtete über die Auffindung von Neutralfett im Liquor nach Extraktion mit verdünnter Schwefelsäure und Amylalkohol/Salzsäure. Aufgrund der angegebenen Methodik muß jedoch angenommen werden, daß eher eine Gesamtfettbestimmung durchgeführt wurde.

LAFONTAINE (1947) berichtete in seiner Arbeit über Phosphatidbestimmungen im Liquor nebenbei, daß er Neutralfette nicht mit Sicherheit auffinden konnte.

Erst wieder im Jahre 1959 bestimmten PINTOZZI u. SPICCIARELLI eine Glyceridfraktion, genaue methodische Angaben und Normalwerte wurden nicht mitgeteilt. Möglicherweise wurden die Bestimmungen nach MONASTERIO durchgeführt. In Fällen von tuberkulöser Meningitis fanden sich Werte von 0,25—1,0 mg-%.

Tabelle 13. *Werte für Neutralfette (Glyceride) im normalen Liquor und pathologische Vermehrung, nach verschiedenen Methoden*

Autoren	Methode	Normalgehalt in mg-%	Vermehrung
LAFONTAINE, 1947		0	
PINTOZZI u. SPICCIARELLI, 1959	(Monasterio)		Tuberkulöse Meningitis
PLUM u. FOG, 1959 PLUM, 1961	Swahn	0	Multiple Sklerose, Epilepsie, (Psychose, Neurose)
CURTIS u. SEIPEL, 1961	PC	qualitativ	
HACK u. HELMY, 1962	PC	qualitativ	
TOURTELLOTTE u. Mitarb., 1963	indirekte Berechnung	0,417	
ALLEN, McCUSTER u. TOURTELLOTTE, 1962	indirekte Berechnung		Metachromatische Leukodystrophie
MESTER, 1964	DC	qualitativ	
ALLING, 1965	DC	qualitativ	
FARSTAD, 1965	SC	1,04	
SIMON, 1965	DC	qualitativ	
VAN SANDE u. BOKONJIC	DC	qualitativ	
PILZ	DC	qualitativ (s. Abb. 2)	

Nach der Filterpapiermethode von Swahn (Plum u. Fog, 1959; Plum, 1961) zeigte sich bei 3 normalen Kontrollfällen eine negative Reaktion, sie war jedoch in 22 von 27 (1959) bzw. 43 von 52 (1961) Multiple-Sklerose-Fällen, 31 von 46 (1959) bzw. 63 von 102 (1961) Epilepsiefällen und 6 von 32 Fällen mit Psychosen und Neurosen positiv.

Zur Bestimmung des Fettsäuremusters wurde von Blomstrand (1960) aus einem Gesamtlipidextrakt säulenchromatographisch nach Borgström auch eine Glyceridfraktion (+ freie Fettsäuren) abgetrennt.

Der qualitative papierchromatographische Nachweis von Neutralfetten bzw. Triglyceriden gelang Curtis u. Seipel (1961) sowie Hack u. Helmy (1962), dünnschichtchromatographisch konnten Mester (1964), Alling (1965), Simon (1965) sowie van Sande u. Bokonjic (1966) Mono-, Di- und Triglyceride qualitativ im normalen Liquor auffinden.

Tourtellotte u. Mitarb. (1962) errechneten den Neutralfettgehalt aus der Differenz zwischen der Summe aller bestimmten Lipide (Cholesterin, Phosphatide und Nichtphospho-Sphingolipide) und der Gesamtlipidmenge. Auf diese Weise wurde ein Anteil von 0,417 mg-% ermittelt. Bei einem Fall von metachromatischer Leukodystrophie war der Neutralfettgehalt etwa auf das 9fache erhöht (Allen, McCuster u. Tourtellotte, 1962).

Im Rahmen von Fettsäurebestimmungen an einzelnen Lipidfraktionen wurde durch Säulenchromatographie an Kieselsäure von Farstad (1965) auch eine Glyceridfraktion abgetrennt, die 1,04 mg-% eines Sammelliquors psychiatrischer Patienten ohne Zeichen hirnorganischer Störungen ausmachte.

VI. Die Fettsäuren des Liquor cerebrospinalis

1. Qualitativer Nachweis von Fettsäuren

Panzer (1899) erwähnte im Rahmen seiner Untersuchung des Liquors eines Kindes mit Hydrocephalus, daß Fettsäuren (Seifen) „in der üblichen Weise" nachgewiesen wurden.

Nephelometrische Bestimmungen der Fettsäuren, durchgeführt von Holthaus u. Wichmann (1934), ergaben keine eindeutigen Befunde, so daß auf weitere Untersuchungen verzichtet wurde. Lafontaine (1947) konnte Spuren von Fettsäuren, wahrscheinlich mit der Methode von Bloor, im Liquor auffinden.

2. Die Bestimmung der Gesamtfettsäuren (Tabelle 14)

Die Untersuchung der Gesamtfettsäuren setzt eine Extraktion der Gesamtlipide und ihre Verseifung voraus. Während die Fettsäuren bei den Sphingolipiden (Sphingomyelin) säureamidartig an den Aminoalkohol Sphingosin geknüft sind, liegt bei den übrigen Lipiden (Glycerinphosphatide, Cholesterinester, Neutralfette) eine echte Esterbindung vor.

Die erste quantitative Bestimmung (Methode nach Bloor?) der Gesamtfettsäuren wurde von Knauer u. Heidrich (1931) durchgeführt. Der Normalwert von durchschnittlich 4,386 mg-% (3,0—6,3 mg-%) ergab sich bei Patienten mit länger zurückliegenden Schädeltraumen (Commotio cerebri) bei sonst normalem Liquorbefund. Die Autoren fanden erhöhte Fettsäurewerte bei Anfallsleiden (4,9 mg-%), im epileptischen Anfall (5,51 mg-%), bei Meningitis (6,689 mg-%), Encephalitis (7,55 mg-%), Hirntumoren (5,241 mg-%), cerebraler Gefäßsklerose (bis 8,33 mg-%), Parkinsonismus (5,37—6,08 mg-%) und Porencephalie bzw. Mikrocephalie (bis 9,26 mg-%). Es wurden dabei aber auch Normalwerte beobachtet. Eine Verminderung zeigte sich beim hypersekretorischen Hydrocephalus (durchschnittlich 1,459 mg-%).

Nach Verseifung und Titration (Methode von MAN u. GILDEA) des Lipidextraktes aus 20—40 ml eingeengtem Liquor erhielten BROWN, GILDEA u. MAN (1939) eine Menge von 1—3 mg-% an Fettsäuren, entsprechend etwa einer Menge bis zu 0,197 mäqu oder 19,7 µMol-%. Der Vergleich mit der von SEUBERLING (1938) aufgefundenen Menge (6 mg-%) ist insofern unberechtigt, als dieser zwar seine Arbeit „Über den Gehalt des Liquor cerebrospinalis an Fettsäuren" betitelte, aus den Untersuchungen und Angaben im Text jedoch eindeutig hervorgeht, daß tatsächlich die Gesamtlipidmenge bestimmt wurde. Die von BROWN, GILDEA u. MAN untersuchten Fälle wurden in 3 Gruppen eingeteilt. Bei Patienten mit einem normalen Pneumencephalogramm ohne neurologischen Ausfallserscheinungen (Psychopathie, Psychosen, Anfallsleiden, Psychosyndrome) wurden 0,005—0,1 mäqu, bei solchen mit einem normalen PEG und neurologischen Symptomen (Anfallsleiden, Persönlichkeitsabbau, Koordinationsstörungen) 0,018—0,102 mäqu und bei Patienten mit einem pathologischen PEG (Anfallsleiden, Hirntrauma, Huntingtonsche Chorea, symptomatische Psychose, chronischer Alkoholismus, unklare cerebrale Prozesse) 0,01—0,197 mäqu festgestellt.

Ohne Angabe von methodischen Hinweisen verglichen CARREGA CASAFFOUSTH, BRAGE u. RIVAS (1947) die bei Epilepsie erhobenen Befunde mit normalen Werten aus der Literatur (Spuren bis zu 1,2 mg-%). Die Werte bei genuiner Epilepsie sowohl während des Anfalls als auch im freien Intervall waren deutlich erhöht (1,49 bis 3,2 mg-%). Auch bei perniciöser Anämie mit und ohne Beteiligung des Nervensystems (1948) war die Fettsäuremenge vermehrt (1,25—4,2 mg-%).

Tabelle 14. *Menge an Gesamtfettsäuren im normalen Liquor cerebrospinalis und pathologische Vermehrung, nach verschiedenen Methoden*

Autoren	Methode	Normalgehalt in mg-% (oder µMol-%)	Vermehrung
KNAUER u. HEIDRICH, 1931	Bloor	4,386	Epilepsie, Meningitis, Encephalitis, Hirntumor, Parkinsonismus, cerebrale Arteriosklerose, Poren- und Mikrocephalie
BROWN, GILDEA u. MAN, 1939	Man u. Gildea	1—3	
CARREGA, BRAGE u. RIVAS, 1947, 1948		Spuren bis 1,2	Epilepsie, perniciöse Anämie, funikuläre Myelose
KATAOKA, 1952	Bloor		Encephalitis japonica
TOURTELLOTTE, VANDER, SKRENTNY u. DE JONG, 1958	Berechnung	etwa 0,8 (3 µMol-%)	
FARSTAD, 1964, 1966	Dole bzw. Trout	2 (7 µMol-%)	Hirnatrophie, Hirntumor, Epilepsie, Schizophrenie, Manisch-depressive Psychose

Mit dem Bloorschen Verfahren bestimmte KATAOKA (1952) bei 46 Patienten mit Encephalitis japonica im Vergleich zu Kontrollfällen mit Appendicitis, Prostatahypertrophie, Peritonitis und auch tuberkulöser Meningitis die Gesamtfettsäuren und stellte bei japanischer Encephalitis stets höhere Werte fest.

Aus der Gesamtlipidmenge wurde von TOURTELLOTTE u. Mitarb. (1958) ein Fettsäuregehalt von etwa 3 µMol-% (entsprechend 0,8 mg-%) berechnet.

Unter Anwendung einer in Anlehnung an das Titrationsverfahren von DOLE bzw. TROUT entwickelten Mikrotitrationsmethode fand FARSTAD (1964) bei Patienten mit verschiedenen neurologischen und psychiatrischen Krankheitsbildern ein Fettsäuremenge von 4,5—25,0 µMol-%; davon in 64% der Fälle einen Anteil von 5,0 bis 8,9 µMol-%. Patienten mit Psychoneurose, peripheren Muskelerkrankungen und Cephalgie ohne Zeichen einer organischen Veränderung des Nervensystems wurden als normal angesehen, bei ihnen fand der Autor 7,0 $\mp$ 1,4 µMol-%, was etwa 2 mg-% entspricht (1964). Vermehrungen waren bei einer Patientengruppe mit Hirnatrophie (9,5 µMol-%), Hirntumoren (9,4 µMol-%), Epilepsie (8,8 µMol-%) und Psychosen (6,9—9,0 µMol-%) vorhanden. Der Anstieg war bei chronischer psychotischer Symptomatik signifikanter als bei akuten Prozessen (1966). Auf gleiche Weise bestimmte der Autor (1965) auch die Gesamtfettsäuremenge der an einer Kieselsäuresäule (nach HIRSCH u. AHRENS) gewonnenen Cholesterinester-, Glycerid- und Phosphatidfraktion eines Sammelliquors 14 psychiatrischer Patienten ohne hirnorganische Störungen. Dabei fanden sich 1,47 µMol-% der Fettsäuren für Cholesterinester, 3,63 µMol-% für Glyceride und 1,41 µMol-% für Phosphatide.

3. Die Bestimmung der freien Fettsäuren

Eine Reihe japanischer Autoren bestimmte kurzkettige freie Carbonsäuren im Liquor bei japanischer Encephalitis. HIRAI (1956) benutzte die Papierchromatographie von Hydroxamsäuren und fand auf diese Weise in 30—35 Encephalitisfällen vorwiegend am 3. Tage der Erkrankung freie Fettsäuren, die im Gegensatz dazu bei seröser, tuberkulöser und epidemischer Meningitis sowie bei Subarachnoidalblutung nicht vorkamen.

KUMAGAI, KUROKOCHI u. NISHI (1955) sowie NISHI (1957) belegten ebenfalls das Vorhandensein von C_4-Fettsäuren (Buttersäure) durch Papierchromatographie der Fettsäurehydrazide bei Encephalitis japonica, diese waren bei anderen Erkrankungen (Neurolues, Meningitis, amyotrophische Lateralsklerose, Hirntumoren, Subarachnoidalblutung, Pseudobulbärparalyse, hämorrhagische Erweichung, Appendicitis) nicht nachweisbar.

Ein konstanter Anstieg der unveresterten Fettsäuren im Liquor bei tuberkulöser Meningitis wurde von GOLA u. KRZYSZTON (1961) auf eine erhöhte Permeabilität der Bluthirnschranke bezogen. Sie waren allerdings auch im Normalliquor vorhanden. Die höchsten Werte wurden jedoch bei peripherer Neuritis beobachtet. Die Autoren benutzten eine Modifikation der Doleschen Methode.

SCHRADER u. SCHWARZ (1963) fanden unter Verwendung des gleichen Verfahrens weder im Normalliquor noch bei verschiedenen Erkrankungen (Neurolues, Meningitis, Polyneuritis, Hirn- und Rückenmarkstumor, Hirnarteriosklerose, amyotrophische Lateralsklerose, Anfallsleiden, Migräne Hydrocephalus, Depression) freie Fettsäuren im Liquor.

Tabelle 15. *Gaschromatographische Analyse der Gesamtfettsäuren im Liquor unter normalen und pathologischen Bedingungen*

Kettenlänge der Fettsäuren	BLOMSTRAND, DENCKER u. SWAHN, 1960			TUNA, LOGOTHETIS u. KAMMERECK, 1963 a u. b			FARSTAD, 1964	BERRY, LOGOTHETIS u. BOVIS, 1965			
	normal	MS	Hirn-tumor	normal	MS	deg. Erkr.	Neurol.-psychiatr. Pat.	normal (Kind)	Metachr. Leukod.	normal (Erw.)	MS
10:0								0,2	0,4	1,2	4,1
12:0				1,29	0,84	0,65— 3,08	1,1—5,8	6,9	1,5	1,8	2,6
12:1				0,95	0,08	0 — 0,72				0,7	0,4
13:0				0,42	0,35	0,11— 0,67		1,3	0,4	0,7	1,4
13:1								0,7	1,0	0,6	1,4
14:0	0,2	5,1	3,0	4,83	4,15	2,54— 5,25	2,0—13,6	6,8	4,3	4,8	5,4
14:1				2,77	1,80	1,03— 3,27		1,4	1,2	1,7	2,2
15:0	4,5	4,0	2,5	3,29	3,42	2,38— 4,16	Spuren bis 4,8	4,1	1,9	3,3	2,2
15:1				1,61	1,26	0,79— 2,66		2,9	1,9	2,0	1,9
16:0	28,0	27,8	26,6	23,96	23,88	15,12—22,42	14,6—49,2	22,9	30,0	33,3	38,0
16:1	11,3	7,1	3,8	11,72	16,36	14,62—19,16	5,0—13,2	2,8	4,0	5,6	7,3
17:0	1,5	1,5		2,29	2,82	2,68— 4,46	Spuren bis 3,6	1,0	1,7	2,1	0,6
17:1				1,73	1,91	1,49— 3,0	Spuren bis 1,2	1,1	0,9	0,7	1,0
18:0	9,2	9,5	7,6	6,48	6,53	4,38—10,20	4,1—25,6	10,7	8,5	7,7	5,9
18:1	14,1	16,5	18,4	15,54	16,04	12,07—20,67	13,2—38,9	15,6	16,6	14,0	10,0
18:2	3,9	5,8	8,7	4,10	3,26	1,91— 4,48	3,0—21,6	4,8	7,5	4,4	3,2
18:3	1,2	1,2					Spuren bis 5,0	1,6	1,3	1,5	0,5
19:0								0,4	0,7	Spuren	0,2
19:1				0,23	0,44	0 — 0,66					
20:0				0,47	1,88	0 — 2,91	Spuren bis 2,2	1,3	0,7	0,3	0,2
20:1				1,42	0,47	0,66— 4,98		0,2	0,2	0,2	0,1
20:2				1,33	2,02	0 — 3,35	Spuren bis 6,7	1,2	1,2	0,6	0,1
20:3				1,59	3,88	0,67— 7,76		1,3	1,6	0,5	0,1
20:4	6,1	16,2	25,2	0,69	1,42	0 —26,55		5,2	4,2	1,8	0,8
20:5								1,7	0,2		
21:0								0,2	0,2	0,3	0,6
22:0								1,9	1,6	2,5	0,8
22:1									0,2	1,5	0,5
22:2								1,2	0,4	0,7	0,2
22:5								1,2	1,4	0,9	0,6
22:6								1,3	1,1	0,9	0,6
23:0								0,3	0,2	0,2	
23:1								0,8	0,5	0,2	0,1
24:0								0,9	2,1	0,6	0,7
24:1								3,2	3,3	1,4	0,8

4. Die Bestimmung der veresterten Fettsäuren

Die zuletzt genannten Autoren (SCHRADER u. SCHWARZ, 1963) wiesen veresterte Fettsäuren nur bei multipler Sklerose nach und zogen daraus den Schluß, daß bei dieser Krankheit eine Stoffwechselstörung der normalen Markscheidenfette vorliegt.

5. Die gaschromatographische Bestimmung der Gesamtfettsäuren

Genauere gaschromatographische Analysen der Gesamtfettsäuren wurden zuerst von BLOMSTRAND, DENCKER u. SWAHN (1960) aus 5—10 ml Liquor durchgeführt. Auch spätere Untersuchungen von TUNA, LOGOTHETIS u. KAMMERECK (1963); FARSTAD u. SKAUG (1963); FARSTAD (1964) sowie BERRY, LOGOTHETIS u. BOVIS (1965) ergaben ähnliche Befunde, wie aus Tabelle 15 hervorgeht. In mengenmäßiger Reihenfolge waren als Hauptvertreter folgende Fettsäuretypen nachweisbar: $C_{16:0}$, $C_{18:1}$, $C_{18:0}$, $C_{14:0}$, $C_{18:2}$, $C_{15:0}$. Das Muster war insgesamt ähnlich dem des Serums, abgesehen von geringen Differenzen niederer und höherer Fettsäuren. Die mehrfach ungesättigten höheren Fettsäuren (ab C_{20}) waren bei verschiedenen Erkrankungen (multiple Sklerose, Hirntumor, degenerative Krankheiten) erhöht (BLOMSTRAND u. Mitarb., TUNA u. Mitarb.).

BERRY u. Mitarb. fanden jedoch keine signifikanten Unterschiede bei multipler Sklerose und metachromatischer Leukodystrophie. Sie konnten im Normalliquor auch höhere Fettsäuren mit 23 und 24 C-Atomen auffinden.

6. Die gaschromatographische Bestimmung der veresterten Fettsäuren einzelner Lipidfraktionen

Wenn man von den papier- bzw. dünnschichtchromatographisch aufgetrennten Fettsäurefraktionen von Cholesterinestern durch VAN SANDE u. BOKONJIC sowie TICHY (vgl. S. 58) absieht, wurden Untersuchungen bei einzelnen Lipidfraktionen bisher nur in zwei Fällen bekannt.

BLOMSTRAND (1960) ging von einem Sammelliquor (140 ml) aus, trennte den gewonnenen Gesamtlipidextrakt säulenchromatographisch nach BORGSTRÖM an Kieselsäure in Cholesterinester, Glyceride und freie Fettsäuren sowie Phosphatide auf und führte gaschromatographische Untersuchungen der Fettsäuremethylester durch. Insgesamt war das Fettsäuremuster dem des Serums ähnlich. Nur in der Cholesterinfraktion fand sich eine geringere Konzentration an Linolsäure ($C_{18:2}$), in der gleichen Fraktion sowie der Glycerid- und freien Fettsäurefraktion war die Konzentration der Palmitoleinsäure ($C_{16:1}$) gegenüber dem Serum erhöht. Während bei den Phosphatiden C_{24}-Fettsäuren entdeckt wurden, waren diese im Serum nicht vorhanden.

SASTRY u. STANCER (1968) bestimmten gaschromatographisch die Fettsäuremethylester von Lecithin, Kephalin und Sphingomyelin nach Dünnschichtchromatographie und Methanolyse der ausgekratzten Lipide. Da wesentliche Unterschiede des Fettsäuremusters bei verschiedenen Altersstufen nicht aufzufinden waren, wurden mittlere und Streuwerte mitgeteilt (Tabelle 16).

Bei allen drei Lipidfraktionen machten die $C_{16:0}$ und $C_{18:0}$-Fettsäuren (Palmitin- bzw. Stearinsäure) den Hauptanteil aus. Lecithin enthielt darüber hinaus eine größere Menge an $C_{18:1}$-Fettsäuren, Kephalin an kürzerkettigen Fettsäuren (C_{12}—C_{15}). Auffällig war der deutliche Gehalt des Sphingomyelins an höheren Fettsäuren (C_{22}—C_{24}).

Tabelle 16. *Gaschromatographische Analyse der Fettsäuren von Lecithin, Kephalin
und Sphingomyelin des Normalliquors*
(SASTRY u. STANCER, 1968)

Kettenlänge der Fettsäuren	Lecithin	Kephalin	Sphingomyelin
12 : 0	0,8	4,6	1,7
14 : 0	2,7	8,0	4,0
15 : 0	1,0	2,9	1,6
16 : 0	44,3	37,0	30,6
16 : 1	1,1	1,5	0,8
17 : 0	1,0	2,3	1,7
18 : 0	16,5	22,1	35,1
18 : 1	14,1	6,2	2,2
18 : 2	1,2		0,6
19 : 0		3,8	
20 : 0		2,7	3,2
20 : 4	0,7		
21 : 0		1,8	
22 : 0	0,2	3,1	6,0
23 : 0		2,9	0,5
24 : 0	1,4	3,3	8,4
24 : 1			3,8
25 : 0 (?)	3,8	0,8	
Unbekannt	11,1	3,6	

E. Vergleichende Untersuchungen über Hirn-, Serum- und Liquorlipide

Für die Frage der Herkunft der Liquorlipide, insbesondere auch bei pathologischen Prozessen des Nervensystems, ist die Kenntnis der Lipidzusammensetzung des Gehirns bzw. die vergleichende Untersuchung von Hirn-, Serum- und Liquorlipiden von Bedeutung. In der Tabelle 17 sind daher Werte für Cholesterin, Glykolipide und Phosphatide entsprechender Lipidextrakte nach eigenen quantitativ-dünnschichtchromatographischen Untersuchungen angegeben (PILZ, 1968 und 1969). Außerdem werden in den Abb. 1 und 2 Dünnschichtchromatogramme von Hirn-, Serum- und Liquorlipiden gezeigt. Die Tabelle 18 zeigt die entsprechenden Werte anderer Autoren.

Tabelle 17. *Lipidgehalt der weißen (1) und grauen Substanz des Gehirns (2), des Serums (3) sowie zweier normaler Sammelliquoren (4 und 5) nach quantitativer DSC, in Prozent der Gesamtlipidmenge (Chloroform-Methanolextrakt)*

	1	2	3	4	5
Freies Cholesterin	23,0	16,0	7,3	4,4	3,4
Verestertes Cholesterin	$<$0,3	$<$0,3	19,0	10,6	9,7
Cerebron	10,6	(1)			
Kerasin	6,6	($<$1)			
Cerebronsulfat	2,3				
Kerasinsulfat	3,4				
Lecithin	10,3	13,7	16,7	3,8	6,7
Colaminkephalin	8,2	11,0	0,5	$<$0,1	$<$0,1
„C_{24}"-Sphingomyelin	4,2	1,4	4,4	0,8	1,1
„C_{18}"-Sphingomyelin	2,4	3,8	3,5	1,0	1,5
Lysolecithin			1,5	0,7	0,6
Ganglioside	1,0	3,3			

Tabelle 18. *Lipidgehalt der grauen (1) und weißen Substanz des Gehirns (2), des Serums (3) sowie des Liquors (4) nach TOURTELLOTTE u. Mitarb. (1958) (Hirnlipide in Anlehnung an LE BARON u. FOLCH, 1957) und ALLING (1965), in Prozent der Gesamtlipidmenge*

	TOURTELLOTTE				ALLING		
	1	2	3	4	2	3	4
Cholesterin	17	25	20	33	23	31	30
Lecithin	18	8	13	13	15	22	18
Sphingomyelin	10	17	10	7	8	8	7,7
Kephalin	12	12	2	7	37	1	2
Cerebroside	18	32	18	5	20	0,6	$\approx$ 0,1

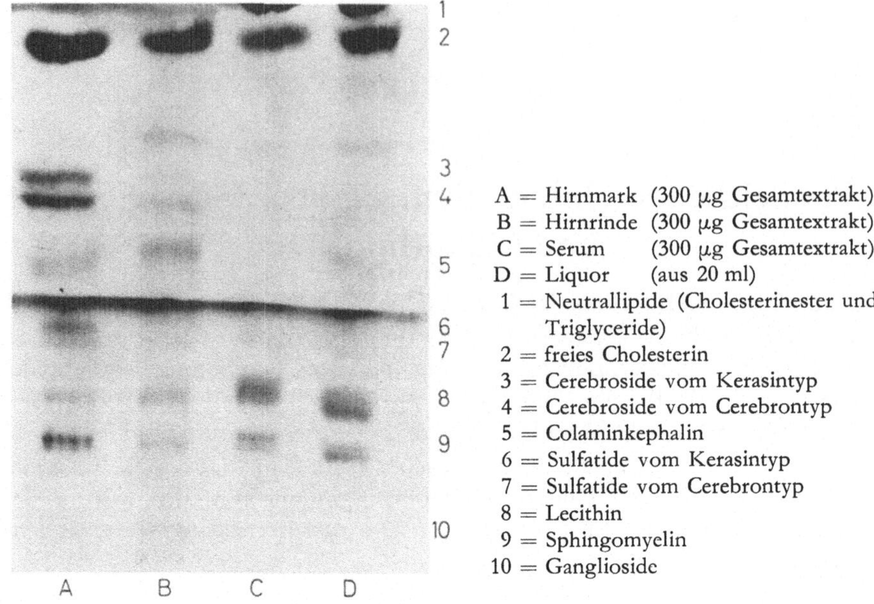

Laufmittel: Chloroform/Methanol/Wasser
73   :   28   :   4,5
Sprühreagenz: Eisessig/Schwefelsäure 50:1

Abb. 1. Dünnschichtchromatogramm der Gesamtlipide von Gehirn, Serum und Liquor nach Extraktion mit Chloroform/Methanol 2:1

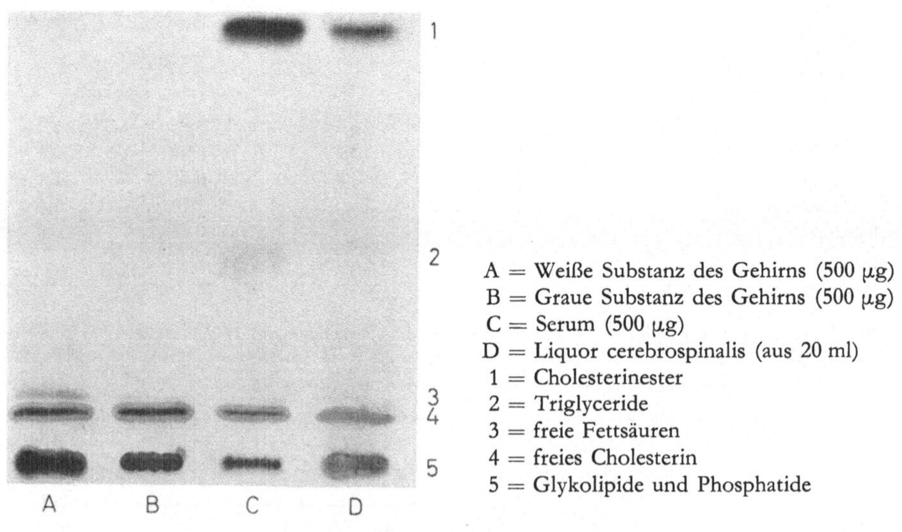

Laufmittel: Petroläther/Diäthyläther/Eisessig
87   :   13   :   1
Sprühreagenz: Eisessig/Schwefelsäure 50:1

Abb. 2. Dünnschichtchromatogramm der Gesamtlipide von Gehirn, Serum und Liquor

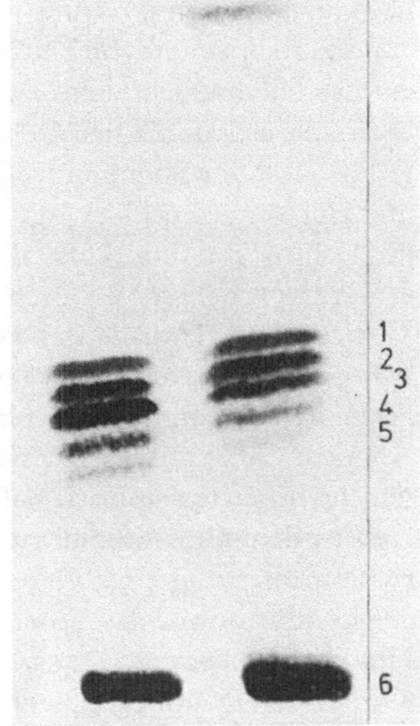

A = Serum
B = Liquor
1 = Cholesterinester mit gesättigten Fettsäuren
2 = Cholesterinester mit einfach ungesättigten Fettsäuren
3 = Cholesterinester mit zweifach ungesättigten Fettsäuren
4 = Cholesterinester mit dreifach und vierfach
    ungesättigten Fettsäuren
5 = Cholesterinester mit mehr als vierfach ungesättigten
    Fettsäuren
6 = Glykolipide, Phosphatide und freies Cholesterin
    (Startpunkt).

Laufmittel: Petroläther mit 1% Isopropyläther
Sprühreagenz: Anisaldehyd/Schwefelsäure in Eisessig

Abb 3. Dünnschichtchromatogramm der Gesamtlipide von Serum und Liquor cerebrospinalis zur Darstellung der Cholesterinester

Danach überwiegen in den Körperflüssigkeiten Cholesterinester, Neutralfette und einige Phosphatide (Lecithin, Sphingomyelin), während Glykolipide nur in Spuren auftreten. Im Gehirn fehlt das veresterte Cholesterin fast vollständig, dafür ist ein verhältnismäßig hoher Teil an freiem Cholesterin vorhanden, zusätzlich werden, teilweise in erheblicher Menge, Glykolipide beobachtet. Auch die Phosphatide Lecithin und Sphingomyelin machen einen ansehnlichen Teil des Lipidextraktes aus. Im Gegensatz zum Serum und Liquor ist Colaminkephalin sowohl in der Hirnrinde als auch in der weißen Hirnsubstanz in größerer Menge nachweisbar. Die Glykolipide der weißen Substanz stellen hauptsächlich galaktosehaltige Cerebroside (Galaktocerebroside) und Cerebrosidschwefelsäureester (Cerebrosidsulfate bzw. Sulfatide) dar, die wiederum in der grauen Hirnsubstanz nur in geringer Konzentration auftreten, dafür sind in der Hirnrinde die neuraminsäure- und mehrfachzuckerhaltigen Ganglioside stärker vertreten.

Von gaschromatographischen Fettsäureanalysen einzelner Lipide ist bekannt, daß in der weißen Hirnsubstanz bevorzugt höhere Fettsäuren (C_{20}—C_{26}, besonders C_{24}) auftreten (Glykolipide, Sphingomyelin), während die Lipide der grauen Substanz vielfach C_{16}—C_{20}-Fettsäuren enthalten (Ganglioside hauptsächlich C_{18}-Fettsäuren). Die Lipide des Serums (und Liquors) sind durch einen Gehalt an niederen Fettsäuren (C_{14}—C_{18}) charakterisiert (vgl. NELSON, 1962; BERNHARD u. LESCH, 1963; O'BRIEN, FILLERUP u. MEAD, 1964; O'BRIEN und ROUSER, 1964; O'BRIEN u. BLANKENHORN, 1965; AUTAR, OHLSON u. OSBORN, 1967; u. a.).

Durch die Dünnschichtchromatographie werden bestimmte Lipide auch bereits nach Fettsäurekomponenten aufgetrennt, so daß auf diese Weise häufig schon Schlüsse auf den Hauptanteil von Fettsäuren gezogen werden können. Zum Beispiel entstehen auf der Dünnschichtplatte zwei Cerebrosid- und Sulfatidflecken (Kerasin und Cerebron), die sich durch den Gehalt an einfachen bzw. Hydroxyfettsäuren unterscheiden (Abb. 1). Beim Sphingomyelin gibt es einen oberen Fleck mit höheren (C_{20}—C_{26}) und einen unteren Fleck mit niederen (C_{14}-C_{18}) Fettsäuren, nach den Verhältnissen im Gehirn von uns kurz als „C_{24}"- und „C_{18}"-Sphingomyelin bezeichnet (PILZ u. JATZKEWITZ, 1964). Durch gaschromatographische Fettsäureanalysen (SASTRY u. STANCER, 1968) wurde der von uns schon früher (PILZ u. FRICK, 1966) erhobene Befund bestätigt, daß im Gegensatz zum Serum im Liquorsphingomyelin die niederen Fettsäuren (besonders C_{18}) über die höheren (C_{24}) dominieren.

Auch Cholesterinester lassen sich nach dem Sättigungsgrad der Fettsäuren dünnschichtchromatographisch auftrennen (ZÖLLNER, KIRSCH u. AMIN, 1960) (Abb. 3).

Aus dem Gesamtlipidextrakt lassen sich am ehesten Veränderungen der Lipidzusammensetzung eines Organes oder von Körperflüssigkeiten erkennen. Der Bezug der Lipidwerte auf das Trockengewicht gibt dagegen die eigentliche Verteilung der Lipide im Gewebe an. Da das Gehirn zu den lipidreichsten Organen des menschlichen Körpers überhaupt zählt, werden die oben genannten Unterschiede des Lipidmusters zwischen Gehirn und Körperflüssigkeit bei dieser Relation noch deutlicher, wie aus der Tabelle 19 hervorgeht.

Der außerordentlich hohe Wassergehalt und die geringe Lipidmenge des Trockenrückstandes (Festbestandteile) vom Liquor sind dafür verantwortlich, daß beim Bezug der Lipidwerte auf das Feuchtgewicht bzw. die Nativmenge (Tabelle 20 und 21) Unterschiede im Gehalt einzelner Lipide von Gehirn und Liquor bis zu einer Größenordnung von 1:40000 entstehen (freies Cholesterin).

Wenn man von der Gesamtlipidmenge absieht, ergibt sich insgesamt, daß das Lipidmuster des normalen Liquors eher dem des Serums nahesteht und beträchtliche Abweichungen zur Lipidzusammensetzung des Gehirns bestehen.

Tabelle 19. *Lipidgehalt der weißen (1) und grauen Substanz des Gehirns (2), des Serums (3) sowie zweier normaler Sammelliquoren (4 und 5) nach quantitativer Dünnschichtchromatographie, in Prozent des Gewebstrockengewichts bzw. des Trockenrückstandes*

	1	2	3	4	5
Freies Cholesterin	13,8	5,0	0,40	0,01	0,009
Verestertes Cholesterin			1,0	0,03	0,02
Cerebron	6,4				
Kerasin	4,0				
Cerebronsulfat	1,4				
Kerasinsulfat	2,0				
Lecithin	6,2	4,2	0,91	0,01	0,02
Colaminkephalin	5,0	3,4	0,03		
„C_{24}"-Sphingomyelin	2,5	0,4	0,24	0,002	0,003
„C_{18}"-Sphingomyelin	1,4	1,2	0,19	0,003	0,004
Ganglioside	0,6	1,0			
Lysolecithin			0,08	0,002	0,002
Gesamtlipide	60	31	5,5	0,25	

Tabelle 20. *Lipidgehalt der weißen (1) und grauen Substanz des Gehirns (2), des Serums (3) sowie zweier normaler Sammelliquoren (4 und 5) nach quantitativer Dünnschichtchromatographie, in mg-% des Gewebsfeuchtgewichtes bzw. der Nativmenge*

	1	2	3	4	5
Freies Cholesterin	4140	992	36	0,114	0,14
Verestertes Cholesterin			95	0,291	0,39
Cerebron	1908				< 0,01
Kerasin	1188				< 0,01
Cerebronsulfat	414				
Kerasinsulfat	612				
Lecithin	1854	849	84	0,093	0,27
Colaminkephalin	1476	682	3		
„C_{24}"-Sphingomyelin	756	87	22	0,021	0,045
„C_{18}"-Sphingomeylin	432	236	17	0,027	0,062
Ganglioside	180	205			
Lysolecithin			7	0,019	0,027
Gesamtlipide	18000	6200	500	2,5	—

Tabelle 21. *Lipidgehalt der grauen (1) und weißen Substanz des Gehirns (2), des Serums (3) sowie des Liquors (4) nach* TOURTELLOTTE *u. Mitarb. (1958) (Hirnlipide in Anlehnung an* LE BARON *u.* FOLCH, *1957) und* PAPADOPOULOS *u. Mitarb. (1960), in mg-% des Gewebsfeuchtgewichts bzw. der Nativmenge*

	TOURTELLOTTE				PAPADOPOULOS			
	1	2	3	4	1	2	3	4
Freies Cholesterin	1000	4500	54	0,109				
Verest. Cholesterin			126	0,292				
Lecithin	1100	1100	119	0,168	1400	2260	177	0,29
Sphingomyelin	600	3000	42	0,087	310	1350	22	0,08
Kephaline	700	2100	18	0,091	900	3500	13	0,08
Cerebroside	1100	5800	27	0,059				
Sulfatide								
Lysolecithin					90	580	18	0,03

F. Besprechung von Ergebnissen über Liquorlipiduntersuchungen und zusammenfassende Betrachtungen

1. Die technischen Schwierigkeiten bei der Liquorlipiduntersuchung

Die Schwierigkeiten von Lipiduntersuchungen des Liquors werden deutlich, wenn man sich vergegenwärtigt, daß der Liquor nicht nur den höchsten Wassergehalt aller Körperorgane und Körperflüssigkeiten besitzt, sondern auch den geringsten Lipidanteil bezüglich des Trockenrückstandes aufweist. So enthalten beispielsweise die weiße Substanz des Gehirns durchschnittlich 60%, die Nebenniere 37%, die Hirnrinde 31%, die visceralen Organe (Leber, Niere, Milz) 10—14% und der Serumtrockenrückstand 5% an Gesamtlipiden, während im Liquortrockenrückstand lediglich 0,25% Lipide vorkommen. Wie im Einzelnen noch ausgeführt wird, können daher bis jetzt trotz Anwendung moderner Mikroverfahren weder verbindliche Angaben über den genauen Absolutgehalt des Liquors an Gesamtlipiden noch an einzelnen Lipidfraktionen gemacht werden.

2. Zweckmäßiges Vorgehen bei der Liquorlipidanalyse

Lipide sind chemisch gesehen eine heterogene Stoffklasse; zu ihnen gehören definitionsgemäß alle Substanzen, die sich in bestimmten organischen Lösungsmitteln lösen lassen. Einer Untersuchung von Liquorlipiden muß daher stets eine entsprechende Extraktion vorausgehen. Die früher häufig durchgeführte Extraktion mit der Bloorschen Mischung (Diäthyläther/Äthanol) wird weitgehend von derjenigen mit Chloroform/Methanol abgelöst, welcher weitere Reinigungsschritte angeschlossen werden. Zweckmäßigerweise wird dabei nicht der Nativliquor, sondern ein eingeengter Liquor (s. Methodik) als Ausgangsmaterial benutzt. Der Lipidextraktion folgt im allgemeinen die Bestimmung der Gesamtlipidmenge, welcher je nach Methode und Fragestellung die Untersuchung einzelner Lipidfraktionen angeschlossen wird.

3. Normalwerte für die Lipide des Liquors und Einflußfaktoren für abweichende Ergebnisse

Der ersten, bis jetzt bekannten Liquorlipiduntersuchung (Cholesterinnachweis) durch SCHLOSSBERGER im Jahre 1851 folgten entsprechend dem jeweiligen Stand der Untersuchungstechnik Cholesterinbestimmungen, Untersuchungen über den Lipidphosphorgehalt, die Differenzierung von freiem und verestertem Cholesterin sowie von einzelnen Phosphatiden. Der Weg reicht bis zur auch heute noch aktuellen Frage, ob, in welcher Konzentration und welche Glykolipide im normalen Liquor auftreten und welche Fettsäuren Liquorlipide enthalten.

Wenn man die Lipidwerte einzelner Autoren, besonders aus der jüngeren Zeit, vergleicht (Tabelle 1), ergeben sich beträchtliche Unterschiede. Wir fanden bei der Extraktion von Liquortrockenpulver eines normalen Sammelliquors mit Chloroform/ Methanol und mehreren nachfolgenden Reinigungsschritten Werte um 2 mg-% und können die niedrigen Werte anderer Autoren nicht bestätigen. In diesem Zusammenhang müssen jedoch verschiedene Tatsachen berücksichtigt werden, die analog auch für andere Substanzklassen gelten. 1. Der Gehalt des Liquors an organischen Substanzen ist abhängig von der verwendeten Liquorportion (MATIAR-VAHAR, 1967); bereits 1938 stellte SEUBERLING fest, daß der lumbale Liquor einen wesentlich höheren Lipidgehalt aufweist als der Ventrikelliquor. 2. Aus eigenen Untersuchungen wissen wir, wie schwierig es sein kann, „normalen" Liquor tatsächlich gesunder Personen zu erhalten. Häufig wird daher für Bestimmungen Liquor verwendet, welcher von Patienten ohne Hinweise für eine organische Erkrankung des Nervensystems stammt und bei welchem die üblichen Routineuntersuchungen normale Ergebnisse brachten. Dadurch wird naturgemäß der Vergleich der Normalwerte erschwert. 3. Schließlich ergeben sich Unterschiede durch die Anwendung unterschiedlicher Extraktions- und Bestimmungsmethoden, zumal die Verfahren auf verschiedenen Prinzipien beruhen. Beispielsweise ist in Übereinstimmung mit anderen Autoren (PAPADOPOULOS, CEVALLOS u. HESS, 1960; PHILLIPS u. ROBINSON, 1963; FARSTAD, 1965) anzunehmen, daß bei der Gesamtlipidbestimmung von TOURTELLOTTE u. Mitarb. (1959) durch Trichloressigsäurefällung der Proteolipide und Äthanolextraktion nicht alle Lipide erfaßt werden. Nach der heute gültigen Definition muß die gravimetrische Bestimmung eines gereinigten Chloroform-Methanol-Extraktes als bestes Kriterium der Gesamtlipidmenge gelten, wobei brauchbare Ergebnisse wegen der geringen Liquorlipidmenge allerdings erst bei einer größeren Ausgangsmenge an Liquor zustande kommen. Auch bei diesem Vorgehen treten noch Fehlermöglichkeiten auf, da nach der Extraktion und dem anschließenden Ausschütteln mit Wasser die in Spuren auftretenden Ganglioside verloren gehen, andererseits durch organische Lösungsmittel in geringer Menge auch nicht zu den eigentlichen Lipiden zählende Substanzen mit erfaßt werden.

Es ist beispielsweise bekannt, daß lipidlösliche konjugierte Steroide im Liquor vorkommen (OERTEL, 1966; OERTEL u. BRÜHL, 1966). Manchmal sieht man im Dünnschichtchromatogramm nach veraschender Darstellung der Liquorlipide einen Substanzfleck, dessen RF-Wert mit dem üblichen Laufmittel aus Chloroform/Methanol/Wasser zwischen demjenigen der Ganglioside und des Sphingomyelins liegt. Mit einigen lipidspezifischen Sprühreagentien (Bromthymolblau) wird dieser Fleck jedoch nicht sichtbar.

Die von uns gefundenen niedrigen Absolutwerte für die sog. Hauptlipide des Liquors beim Bezug auf die Menge des gewaschenen Chloroform-Methanol-Extraktes (Tabelle 17) lassen sich eigentlich nur durch solche chloroform-methanollöslichen Beimengungen erklären. Wenn man dagegen, wie es sich für Körperflüssigkeiten auch allgemein eingebürgert hat, die Substanzmenge in mg-% der Ausgangsmenge ausdrückt, wird dieser Fehler vermieden. Spezifische Verschiebungen des Lipidmusters lassen sich dabei hingegen nicht immer hinreichend sicher erfassen. Solange die exakte Bestimmung der Gesamtlipidmenge noch auf Schwierigkeiten stößt, ist es aus diesem Grunde zweckmäßiger, die Werte noch in Form des Lipid/Protein-Quotienten im Vergleich zu den entsprechenden Normalwerten zu berechnen.

Legt man in Analogie zum Eiweißgehalt des Liquors auch für die Gesamtlipide eine gewisse Streubreite zugrunde, kann ein Normalgehalt von 1,0—2,8 mg-% (mittlerer Durchschnittswert 1,8 mg-%) angenommen werden. Ob das Verhältnis von Proteinen zu Lipiden auch im Liquor (wie im Serum) 1:1, oder eher 2:1 beträgt, läßt sich noch nicht mit Sicherheit feststellen. Der Liquorlipidgehalt bei Kindern scheint insgesamt etwas niedriger zu liegen. Für die Bewertung pathologischer Veränderungen im Vergleich zu unter gleichen Bedingungen ermittelten Normalwerten kommt es nach diesen Ausführungen besonders auf die Einhaltung konstanter Bedingungen bei der Extraktion und Bestimmung an, auch wenn nicht die eigentliche Absolutmenge bekannt ist. Unter diesem Gesichtspunkt ist die Brauchbarkeit der von uns entwickelten Mikromethode zur orientierenden Bestimmung von Gesamtlipiden, Gesamtcholesterin und Gesamtphosphatiden zu sehen.

Das für die Gesamtlipide des Liquors Gesagte gilt im Prinzip auch für die einzelnen Lipidfraktionen des Liquor cerebrospinalis. Bisher wurden folgende Lipide in mengenmäßiger Reihenfolge im normalen Liquor aufgefunden: Cholesterinester, Lecithin, freies Cholesterin, Sphingomyelin, Neutralfette, Lysolecithin und Colaminkephalin. Lysolecithin muß in Analogie zum Serum (PILZ u. FRICK, 1966) nicht als Kunstprodukt, sondern als Nativbestandteil angesehen werden. In Spuren wurden außerdem Serinkephalin, Inositphosphatide, Plasmalogene, Cardiolipin, Cerebroside, Sulfatide und Ganglioside nachgewiesen. Das Vorkommen freier Fettsäuren ist noch umstritten. Im Dünnschichtchromatogramm ist ein schwacher Fleck an entsprechender Stelle sichtbar (Abb. 2). Von den Gesamtfettsäuren der Liquorlipide überwiegen die gesättigten C_{16}-Fettsäuren, die einfach ungesättigten C_{18}-Fettsäuren, die gesättigten C_{18}-Fettsäuren und die einfach ungesättigten C_{16}-Fettsäuren.

Zusätzliche Differenzen der Absolutwerte bei der Bestimmung der genannten Lipide ergeben sich aus der Tatsache, daß von manchen Autoren die Menge eines bestimmten Lipidtyps auf indirektem Wege gemessen wird (Neutralfette, Sphingolipide), oder daß durch manche Methoden mehrere Lipide gemeinsam bestimmt werden (z. B. Lecithin und Lysolecithin, Colamin- und Serinkephalin, Cerebroside und Ganglioside, normale Phosphatide und Plasmologene usw.). Dieser Fehler läßt sich auch nicht immer bei der Dünnschichtchromatographie ausschließen, da in einigen Lösungsmittelsystemen verschiedene Lipide ähnliche RF-Werte aufweisen können.

Der verhältnismäßig hohe Anteil an dünnschichtchromatographisch erfaßbaren Cerebrosiden im Liquor einzelner Autoren ist in diesem Sinne u. E. auf die unkritische Gleichsetzung verschiedener Substanzen auf Grund eines identischen RF-Wertes ohne nähere Prüfung zurückzuführen. Wir selbst konnten jedenfalls mit der gleichen Methode nur Spuren von Cerebrosiden im Normalliquor nachweisen. Mit ZAHLER (1967) stimmen wir überein, daß bei der Dünnschichtchromatographie von Colaminkephalin die Grenze des Substanzfleckes nicht immer gut erkennbar und abgrenzbar ist und der Fehler bei der Bestimmung daher größer sein kann als bei den anderen Lipidflecken. Wie an anderer Stelle ausgeführt, ist u. E. trotzdem die Dünnschichtchromatographie die einzige Methode, mit der solche Spurenlipide nicht nur qualitativ sicher nachgewiesen, sondern auch quantitativ erfaßt werden können. Es sind Vorbereitungen im Gange, nach differenzierter dünnschichtchromatographischer Auftrennung von Lipidfraktionen eine densitometrische Auswertung des Liquorlipidmusters vorzunehmen.

Das Verhältnis vom freien zum veresterten Cholesterin kann insofern unterschiedlich sein, als die Menge an Cholesterinestern einerseits als Anteil des einfachen Cholesterinmoleküls (z. B. nach Hydrolyse und Digitoninfällung) oder durch die tatsächliche Cholesterinmenge ausgedrückt werden kann.

Die hohen Phosphatidwerte in älteren Arbeiten werden dadurch erklärt, daß im Liquor der nichtlipidale Phosphorgehalt etwa 75 mal größer ist als der Lipidphosphor und bei den Bestimmungen häufig lipidfremder Phosphors mit erfaßt wurde.

Unter Berücksichtigung neuerer Arbeiten haben wir die wahrscheinliche Streubreite der Hauptliquorlipide zusammenfassend noch einmal aufgeführt (Tabelle 22).

Tabelle 22. *Normalwerte der wichtigsten Liquorlipide in mg-% (zusammengestellt nach neueren Arbeiten verschiedener Autoren)*

	Streubreite (in mg-%)	Mittlerer Durchschnittswert (in mg-%)
Cholesterinester	0,14—0,60	0,35
Lecithin	0,09—0,40	0,20
Freies Cholesterin	0,07—0,50	0,18
Sphingomyelin	0,05—0,15	0,08
Lysolecithin	Spuren bis 0,036	0,025
Colaminkephalin	0,014—0,038	0,020
Gesamtlipidmenge	1,0—2,8	1,8

Daraus ergibt sich, daß das normale Lipidmuster des Liquors große Ähnlichkeit mit dem des Serums hat, während gegenüber dem Gehirn beträchtliche Unterschiede bestehen.

4. Immunologische Probleme von Liquorlipiden

Die Immunisierungsfähigkeit von Lipiden führte auch zu Versuchen, Lipidantikörper im Liquor nachzuweisen. LEHMANN-FACIUS (1937) stellte bei destruktiven cerebralen Prozessen eine Lipidreaktion mit Hirnphosphatiden an. Viele der älteren Autoren führten die positive Wassermann-Reaktion im Liquor bei Neurolues auf den stark erhöhten Cholesterin bzw. Lipidgehalt des Liquors bei dieser Krankheitsgruppe zurück.

KUWERT u. NIEDIECK (1965) konnten im Liquor von Kaninchen mit experimenteller allergischer Encephalomyelitis Cerebrosidantikörper auffinden.

5. Die pathologischen Veränderungen der Liquorlipidzusammensetzung

a) Unspezifische Veränderungen der Liquorlipide

TOURTELLOTTE, DEJONG u. VAN HOUTEN stellten 1958 eine Tabelle über die bis dahin bekannten Veränderungen der Liquorlipide bei verschiedenen neurologischen Erkrankungen zusammen (Tabelle 23). Daraus und aus unseren zusammenfassenden Übersichten (s. Ergebnisse von Liquorlipiduntersuchungen) geht hervor, daß praktisch alle Erkrankungen des Nervensystems das Lipidmuster des Liquors beeinflussen können, wobei die Subarachnoidalblutung, cerebrale Blutungen oder Erweichungen, entzündliche Prozesse (Meningitis, Encephalitis), besonders die tuberkulöse Menin-

Tabelle 23. *Veränderungen des Liquorlipidgehaltes bei verschiedenen neurologischen und psychiatrischen Erkrankungen, zusammengestellt nach Angaben verschiedener Autoren*
(nach TOURTELLOTTE, DEJONG u. VAN HOUTEN, 1958)

Krankheit	Gesamtcholesterin				Phosphatide				Fettsäuren				Gesamtlipide			
	Ver-mehrung		Ver-minderung		Ver-mehrung		Ver-minderung		Ver-mehrung		Ver-minderung		Ver-mehrung		Ver-minderung	
	%	Fälle	%	Fälle	%	Fälle	%	Fälle	%	Fälle	%	Fälle	%	Fälle	%	Fälle
Akute Apoplexie	100	7/7	—		—		—		—		—		—		—	
Myelitis	89	8/9	—		—		—		—		—		80	4/5	—	
Migräne	83	5/6	—		—		—		—		—		—		—	
Porencephalie	83	5/6	—		—		—		—		—		—		—	
Taboparalyse	83	5/6	—		—		—		—		—		—		—	
Meningitis (septisch oder aseptisch)	81	56/69	—		100	10/10	—		80	4/5	—		70	7/10	—	
Tuberkulöse Meningitis	75	49/65	—		100	6/6	—		—		—		—		—	
Kongenitale Lues	67	4/6	—		—		—		—		—		—		—	
Stationäre Hirnatrophie	60	26/43	—		—		—		—		—		—		—	
Hirntumor	57	86/150	—		52	14/27	—		87	13/15	—		28	7/25	4	1/25
Poliomyelitis	55	6/11	—		—		—		—		—		—		—	
Tetraparese	55	151/274	—		—		—		—		—		28	7/25	24	6/25
Idiotie	51	34/67	—		0	0/11	—		—		—		—		—	
Traumatische Epilepsie	50	7/14	—		76	13/17	6	1/17	86	6/7	—		—		—	
Arachnitis	—		—		75	6/8	—		—		—		46	11/24	—	

Cerebrale Arteriosklerose	47	42/89	—		—		—		—		—		53	8/15	7	1/15
Postencephalitischer Parkinsonis.	44	8/18	—		—		—		—		—		—		—	
Knochenfraktur	43	3/7	—		—		—		—		—		—		—	
Akute Encephalitis	43	15/35	—		72	5/7	—		100	12/12	—		—		—	
Ischialgie	40	2/5	—		—		—		—		—		—		—	
Schizophrenie	30	61/204	—		—		—		—		—		—		—	
Genuine Epilepsie	29	50/174	—		0	0/11	—		—		—		—		—	
Hydrocephalus	28	7/25	56	14/25	23	3/13	76	9/13	14	1/7	71	5/7	—		—	
Schädelhirntrauma	25	2/8	—		—		—		—		—		—		—	
Manisch-depressive Psychose	25	3/12	—		—		—		—		—		—		—	
Multiple Sklerose	18	8/45	—		60	21/35	3	1/35	—		—		42	5/12	25	3/12
Akuter oder chron. Alkoholismus	17	1/6	—		—		—		—		—		—		—	
Epilepsie (vor, während oder nach Anfällen)	12	4/34	—		—		—		—		—		—		—	
Neurolues	8	7/89	—		50	7/14	—		—		—		50	6/12	—	
Tabes dorsalis	5	3/51	—		—		—		—		—		—		—	
Polyneuritis	0	0/5	—		22	2/9	11	1/9	—		—		—		—	
Chorea minor	0	0/6	—		—		—		—		—		—		—	
Neurose	0	0/49	—		—		—		—		—		—		—	
Psychopathie	0	0/6	—		10	4/39	—		—		—		—		—	
Mikrocephale Idiotie	—		100	10/10	—		—		—		—		—		—	

gitis, ventrikelnahe Hirntumoren und die Neurolues am häufigsten und stärksten zu pathologisch erhöhten Lipidwerten führen. Organische Erkrankungen des Nervensystems können aber auch mit normalen Liquorlipidwerten einhergehen. Die meist älteren Befunde über pathologische Lipidveränderungen bei Psychosen und Neurosen bedürfen kritischer Überprüfung. Eine Lipidverminderung wird fast nur beim kindlichen Hydrocephalus beobachtet. Da gleichzeitig auch die Gesamtlipid- bzw. Gesamtproteinmenge im Liquor entsprechend erhöht bzw. vermindert ist, sind in den meisten Fällen die Veränderungen der Liquorlipidzusammensetzung nur unspezifisch. Selbst bei den sog. Neurolipidosen werden teilweise nur uncharakteristische Lipidmuster nachgewiesen. Einige Autoren stellen daher resignierend fest, „that since specific sphingolipidoses may not manifest themselves in a specific manner in cerebrospinal fluid, it may not be surprising that other neurological disorders do not show specific alterations in spinal fluid composition" (BERRY, LOGOTHETIS u. BOVIS, 1965) (vgl. auch PILZ, 1970).

b) Typische Veränderungen des Liquorlipidmusters

MCARDLE sowie ZILKHA (1962, 1963) beschrieben erstmals bei Erkrankungen, welche mit einem Untergang von Nervengewebe einhergehen, besonders bei der multiplen Sklerose, eine relative Vermehrung von (Colamin-)Kephalin, die höher ist als die Zunahme der Gesamtphosphatidmenge. Besonders eindrucksvoll ist die Tatsache, daß offenbar eine verlaufsmäßige Abhängigkeit dieser Veränderung von der Progredienz oder der Besserung des Krankheitsbildes besteht (ZILKHA, 1967). Ähnliche Befunde wurden dann von mehreren Autoren festgestellt (PHILLIPS u. ROBINSON, 1963; CHRISTENSEN LOU u. MATZKE, 1965; SIMON, 1965). Wir fanden bezogen auf die Gesamtlipidmenge in einem MS-Sammelliquor eine starke Vermehrung des Colaminkephalins auf Kosten aller anderen Phosphatide. Ähnliche Verhältnisse lagen bei einem Fall von metachromatischer Leukodystrophie vor, während der Kephalingehalt bei einem Fall von subakuter, sklerosierender Panencephalitis nicht signifikant verändert war. Bemerkenswerterweise konnten wir auch im Liquor eines Kindes mit neuroviszeraler Lipidose eine starke Colaminkephalinerhöhung finden (Abb. 4), die auf eine zusätzliche Entmarkung hinweist. TOURTELLOTTE u. HAERER (1969) berichteten kürzlich in einer Studie, die 156 MS-Patienten umfaßt, über eine konstante Kephalinvermehrung, die lediglich nach einer ACTH-Therapie sowie in Stadien der Remission fehlte. Daneben war aber auch die Sphingomyelin- und Cholesterinmenge erhöht (freies Cholesterin), der beste Indikator für die Stärke der Entmarkung in den MS-Plaques soll aber der Gehalt an Nichtphospho-Sphingolipiden (Cerebrosiden) sein. Wie an anderer Stelle schon erwähnt, wurden diese Untersuchungen mit Methoden durchgeführt, die nicht immer auf dem direkten Nachweis der einzelnen Substanzen beruhen. Die interessanten Befunde müssen daher mit anderen Methoden überprüft werden.

Auch von anderen Autoren wurden Cholesterinvermehrungen im Liquor als eine typische Veränderung bei Entmarkungskrankheiten angesehen, wobei die Befunde aber teilweise widersprechend sind. Sie werden bei der Besprechung der Herkunft der Liquorlipide (S. 99) diskutiert.

Kürzlich berichtete BERNHEIMER (1968) über eine weitere spezifische Lipidveränderung, nämlich das Auftreten des für die infantile amaurotische Idiotie typischen

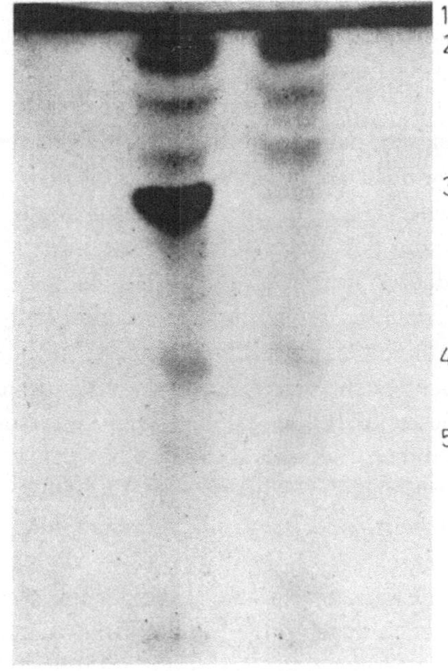

A = spätinfantile neuroviscerale Lipidose
B = Normalliquor
1 = Neutrallipide
2 = freies Cholesterin
3 = Colaminkephalin
4 = Lecithin
5 = Sphingomyelin

Laufmittel: Chloroform/Methanol/Wasser
73   :   28   :   4,5
Sprühreagenz: Eisessig/Schwefelsäure 50:1

Abb. 4. Dünnschichtchromatogramm der Gesamtlipide des Liquor cerebrospinalis bei einem Fall von spätinfantiler neurovisceraler Lipidose im Vergleich zu Normalliquor (Ausgangsmenge je 5 ml).

Tay-Sachs-Gangliosids (Gangliosid vom Monosialo-trihexosidtyp) im Liquor eines Patienten mit Tay-Sachsscher Krankheit, während im Normalliquor nur Mono-, Di- und Trisialoganglioside vom Tetrahexosidtyp vorkommen (1969). Wenn sich dieser Befund bestätigen sollte, wäre er eine große Bereicherung für die differentialdiagnostische Abgrenzung dieses Krankheitsbildes.

6. Die Herkunft der Liquorlipide

Die Veränderungen des Liquorlipidgehaltes bei pathologischen Prozessen des Nervensystems werfen die Frage der Herkunft der Liquorlipide auf. Nach Ansicht einiger Autoren enthält wahrscheinlich bereits der von den Plexus chorioidei sezernierte „Urliquor" eine gewisse Menge an Proteinen und Lipiden, während es durch Stoffaustausch an den Oberflächen der inneren und äußeren Liquorräume später zur veränderten Zusammensetzung dieser Liquorflüssigkeit kommt (vgl. BAUER, 1967), die unter bestimmten Bedingungen dann sogar „ein Fenster in den intimen Hirnstoffwechselbereich" (SEITELBERGER, 1966) darstellen kann. Nach anderer Ansicht soll unter normalen Bedingungen die Blutliquorschranke (TOURTELLOTTE, DE-JONG u. VAN HOUTEN, 1958) nicht für Lipide durchgängig sein, was bedeutet, daß die *normalen* Liquorlipide nicht aus dem Blut stammen (TOURTELLOTTE u. HAERER, 1969). Die vergleichenden Untersuchungen zwischen Serum- und Liquorlipiden sowie experimentelle Befunde sprechen tatsächlich für eine ausgesprochene Blut-Liquor-Schrankenfunktion für Lipide (LASCH, 1925; GAROFEANU u. LAZAR, 1925; ESKUCHEN u. LICKINT, 1928; KULKOW u. SCHAMBUROW, 1928; GERMAIN, 1938; TICHY, 1964). Fütterungsversuche mit Cholesterin bei Kaninchen und beim Menschen zeigten, daß die Blutliquorschranke auch den stärksten experimentellen Belastungen standhält (PLAUT u. RUDY, 1933). TOURTELLOTTE u. HEARER (1964) wiesen bei essentieller Hyperlipämie im Liquor sogar eine Verminderung von Lipiden nach, beim Bezug der Werte auf den Proteingehalt oder die Gesamtlipidmenge zeigten sich annähernd normale Verhältnisse, lediglich freies Cholesterin und Lecithin waren gering vermehrt. Wir konnten bei einem Fall von essentieller Hyperlipämie im Liquor eine mäßige Gesamtlipidvermehrung auffinden, auffälligerweise war jedoch die Lecithinmenge sehr gering und lag unter derjenigen des Sphingomyelins. Im Gegensatz zu diesen Befunden stehen die Untersuchungsergebnisse bei der Hyperlipämie im Rahmen des Myxödems (TOURTELLOTTE u. Mitarb., 1962 und 1964), wo eine deutliche Vermehrung von Lipiden im Liquor nachweisbar war, der Bezug auf den Protein- oder Gesamtlipidgehalt allerdings ebenfalls annähernd Normalwerte aufdeckte.

Eine *pathologische* Veränderung der Liquorlipidzusammensetzung kann grundsätzlich durch folgende Faktoren zustande kommen: 1. gesteigerte oder verminderte Liquorsekretion; 2. gesteigerte oder verminderte Liquorresorption; 3. Übertritt von Serum im Bereich der Plexus chorioidei oder der Meningen in den Liquor, 4. direkter Übergang von Hirnlipiden in den Liquor; 5. Aufnahme von Hirnlipiden in die cerebralen Gefäße und nachfolgender Übertritt aus dem Serum in den Liquor; 6. Austritt von Liquorlipiden aus Liquorzellen; 7. Phagocytose von Liquorlipiden im Liquor.

Der Liquordruck soll nicht entscheidend für den Lipidgehalt des Liquors sein (KNAUER u. HEIDRICH, 1931).

Von den verschiedenen Autoren werden für die pathologischen Verhältnisse unterschiedliche Meinungen vertreten. Während die meisten Untersucher (LEVINSON, LANDENBERGER u. HOWELL, 1921; BÜCHLER, 1927; ESKUCHEN u. LICKINT, 1928; KULKOW u. SCHAMBUROW, 1928; KNAUER u. HEIDRICH, 1931; HOLTHAUS u. WICHMANN, 1934; EDERLE, 1937; ROEDER, 1940; STAMMLER, 1954; TOURTELLOTTE, DEJONG u. VAN HOUTEN, 1958; ALLEN, MCCUSKER u. TOURTELLOTTE, 1962; MCARDLE sowie ZILKHA, 1962 und 1963; TICHY, 1964; WAN u. CARTER, 1966) eine gestörte Permeabilität der Blutliquorschranke, auch bei den Lipidosen (ALLEN, MCCUSKER u. TOURTELLOTTE, 1962) für die Lipidveränderungen verantwortlich machen, wird auch ein direkter Übertritt von Lipiden in den Liquor, besonders bei Hirntumoren, für möglich gehalten (BÜCHLER, 1927; ESKUCHEN u. LICKINT, 1928; KULKOW u. SCHAMBUROW, 1928; KNAUER u. HEIDRICH, 1931; HOLTHAUS u. WICHMANN, 1934; GERMAIN u. BABIN, 1937; SEUBERLING, 1937; LAFONTAINE, 1946 und 1947; MCARDLE sowie ZILKHA, 1962, 1963 und 1967; WAN u. CARTER, 1966). Die Arbeitsgruppe um TOURTELLOTTE (TOURTELLOTTE, ALLEN u. DEJONG, 1962; TOURTELLOTTE u. HAERER, 1969) vermutet, daß die Liquorveränderungen bei MS direkt die Verhältnisse in den Plaques widerspiegeln. Da das Serumprofil normal ausfällt, muß es sich danach ebenfalls um die Folgen eines direkten Übertritts von Lipiden handeln. Nach der gleichen Autorengruppe soll das vermehrte Auftreten von Schaumzellen (Lipomakrophagen) bei Tay-Sachsscher Krankheit mit dem Vorkommen von

Gangliosiden im Liquor in Zusammenhang stehen (Tourtellotte, Allen, Haerer u. Bryon, 1965). Plaut u. Rudy (1933) nehmen an, daß bei der Hand-Schüller-Christianschen Krankheit aus den xanthomatösen Plaques der Dura ebenfalls direkt Cholesterin in den Liquor übertreten kann. Der ausgesprochen hohe Gehalt des Liquors an Cholesterin bei einem Fall von Cholesteatom (Epidermoid) des Gehirns (vgl. Bauer u. Pilz, 1968) dürfte ebenfalls mit einem direkten Übertritt dieser Substanz in den Liquor zusammenhängen.

Aus den bis jetzt vorliegenden Befunden muß geschlossen werden, daß in der Regel eine pathologische Vermehrung der Liquorlipidmenge durch den Übertritt von Lipidbestandteilen aus dem Serum zustande kommt. In diesen Fällen handelt es sich um eine unspezifische Veränderung, die alle normalerweise vorkommenden Serumlipide mehr oder weniger betrifft. Die früher geschilderten typischen Veränderungen, besonders die relative bzw. isolierte Kephalinzunahme bei Entmarkungsprozessen, könnten dagegen tatsächlich auf einen direkten Übertritt aus dem Hirngewebe zurückzuführen sein. Dafür spräche die geringe Konzentration von Colaminkephalin im Serum und sein großer Anteil an den Lipiden der weißen und grauen Hirnsubstanz. Dabei bleibt aber immer noch die Frage offen, wieso andere, ebenfalls in größerer Menge vorkommende hirn- bzw. myelintypische Lipide (Lecithin, Sulfatide) nicht betroffen sind. Tourtellotte u. Haerer (1969) erklären die Abnahme der Gesamtphosphatidmenge im Liquor bei relativer Erhöhung anderer Lipide durch einen unterschiedlich raschen Abbau verschiedener Lipidmoleküle.

Widersprüchlich sind in diesem Zusammenhang auch die von verschiedenen Autoren mitgeteilten pathologischen Cholesterinveränderungen. Während einerseits eine Vermehrung des freien Cholesterins bei Entmarkungskrankheiten (multiple Sklerose) festgestellt und diese auf einen direkten Übertritt aus dem Gehirn bezogen wird (Poser u. Curran, 1958; Plum u. Fog, 1959; Plum, 1960; Tourtellotte u. Mitarb., 1961, 1965 und 1969), finden andere Untersucher bei entsprechenden Krankheiten eine Vermehrung der Cholesterinester (Green, Papadopoulos, Cevallos, Forster u. Hess, 1959; Tichy, 1962, 1964 und 1966 b). Bei allen Krankheitsprozessen, die mit einem Untergang von Hirngewebe einhergehen (abgesehen von den sog. nichtsudanophilen Entmarkungskrankheiten), entstehen Cholesterinester. Es wäre daher ohne weiteres ein direkter Übertritt dieser Substanzen in den Liquor denkbar. Andererseits könnten sie jedoch auch aus dem cholesterinesterreichen Serum stammen. Eine endgültige Klärung dieser Frage steht noch aus.

7. Das Vorkommen von Lipidabbauprodukten im Liquor

Wenn man berücksichtigt, daß es bei der Zerstörung von Hirngewebe stets zu einem Abbau der Lipide kommt, wäre zu erwarten, daß nicht nur intakte Lipidmoleküle, sondern auch Lipidabbauprodukte im Liquor auftreten. Es ist bisher nicht bekannt, ob das im Liquor nachgewiesene Cholin (Donath, 1905; Kopetzky, 1913; Hiller, 1927; Page u. Schmidt, 1931; Bowers, 1967) wirklich aus Lipiden hervorgegangen ist. Im Normalliquor kann es beispielsweise auch aus neurohumoralen Aminen stammen (Bowers, 1967). Ähnliche Einschränkungen gelten für andere, im Liquor nachgewiesene Substanzen, wie Inosit (Nixon, 1953), Äthanolamin und Serin (Knauff u. Zickgraf, 1968; Knauff, Mialkowsky u. Zickgraf, 1959), Neuraminsäure (S. 77). Auch freie Fettsäuren könnten als Lipidabbauprodukte aufgefaßt werden.

G. Zusammenfassung

In dieser Arbeit werden in Form einer umfassenden Übersicht und nach einer Darstellung der chemischen Struktur von Lipiden die Methoden zur Liquorlipidbestimmung sowie alle bisher bekannt gewordenen Untersuchungsergebnisse über die Lipide des normalen und pathologischen Liquor cerebrospinalis zusammenfassend wiedergegeben und besprochen.

Eigene Untersuchungen befassen sich mit dem Problem der dünnschichtchromatographischen Auftrennung, Identifizierung und quantitativen Auswertung von Liquorlipiden.

Tabellarische Übersichten informieren über Befunde bei Gesamtlipiden, Cholesterin, Phosphatiden, Glykolipiden, Neutralfetten und Fettsäuren.

In mengenmäßiger Reihenfolge lassen sich bis jetzt folgende Lipidtypen im Liquor nachweisen: Cholesterinester, Lecithin, freies Cholesterin, Sphingomyelin, Neutralfette, Lysolecithin und Colaminkephalin. Außerdem finden sich Spuren von Serinkephalin, Cerebrosiden, Gangliosiden, Sulfatiden, Inositphosphatiden, Plasmalogenen und Cardiolipin.

Die durchschnittliche Gesamtlipidmenge im Normalliquor macht nicht einmal 2 mg-% aus, Mikromethoden zur Lipidbestimmung sind daher Voraussetzung. Durch die verhältnismäßig große Streubreite der Normalwerte wird die Erkennung pathologischer Veränderungen erschwert, es zeichnen sich aber weitere methodische Fortschritte ab, die zur Klärung noch bestehender Widersprüche einzelner Befunde beitragen und neue Erkenntnisse vermitteln können.

Nach dem Vergleich der Lipidmuster von Liquor, Serum und Gehirn werden die verschiedenen Möglichkeiten über die Herkunft der Liquorlipide diskutiert. Anhand der bisher bekannten „spezifischen" bzw. typischen Liquorlipidveränderungen wird schließlich zur praktischen Bedeutung von Lipidbestimmungen im Liquor Stellung genommen.

Wie für jede Substanzklasse gilt auch für die Lipide im Liquor cerebrospinalis, daß nicht die Grenzen verkannt werden dürfen, die durch die Gesetzmäßigkeiten der Liquorproduktion und -zirkulation sowie die unspezifischen Austauschphänomene an den Grenzflächen der Blutliquorschranke entstehen.

Literaturverzeichnis
I. Literatur über Liquorlipide

ALLEN, R. J., McCUSKER, J. J., TOURTELLOTTE, W. W.: Metachromatic leucodystrophy: clinical, histochemical and cerebrospinal fluid abnormalities. Pediatrics 30, 629 (1962).

ALLING, C.: Chromatographic studies of the lipids in cerebrospinal fluid (CSF). Acta neurol scand. 41 (Suppl. 13), 143 (1965).

BARTH, M.: Untersuchungen über den Cholesteringehalt des Liquors. Arch. Psychiat. Nervenkr. 105, 191 (1936).

BAUER, H., PILZ, H.: Liquorlipide. In: Der Liquor cerebrospinalis. Hrsg.: R. M. SCHMIDT. Berlin: VEB Verlag Volk und Gesundheit 1968, S. 263.

BERNHEIMER, H.: Ganglioside im Liquor cerebrospinalis und Tay-Sachssche Erkrankung. Klin. Wschr. 46, 258 (1968).

— Zur Kenntnis der Ganglioside im Liquor cerebrospinalis des Menschen. Klin. Wschr. 47, 227 (1969).

BERRY, J. F., LOGOTHETIS, J., BOVIS, M.: Determination of the fatty acid composition of cerebrospinal fluid by gas-liquid chromatography. Neurology 15, 1089 (1965).

BETCHOV, N.: Dosage de la cholestérine des humeurs (sérum, exsudats, transsudats, liquide cephalorachidien). Par le procédé de la saponine. J. Physiol. Path. gén. 21, 334 (1923).

BLOMSTRAND, R.: The fatty acid composition of cerebrospinal fluid lipids. Acta chem. scand. 14, 775 (1960).

— DENCKER, S. J., SWAHN, B.: The fatty acid profile of cerebrospinal fluid. Kungl. Fysiograf. Sällskap. Lund Förhandl. 30, 21 (1960).

BLOMSTRAND, R., NAKAYAMA, F.: Neutron activation paper chromatographic analysis of human cerebrospinal fluid. J. Neurochem. 8, 230 (1961).

BOYD, W.: Physiology and Pathology of the Cerebrospinal Fluid. New York: Macmillan Comp., 1920, p. 123.

BROWN, W. T., GILDEA, E. F., MAN, E. B.: Lipoids and proteins in fluid obtained from approximately complete drainage of the cerebrospinal system. Arch. Neurol. (Chic.) 42, 260 (1939).

BÜCHLER, P.: Wie das Cholesterin in die Cerebrospinalflüssigkeit gelangt? Mschr. Psychiat. Neurol. 63, 275 (1927).

CARREGA CASAFFOUSTH, C. F., BRAGE, D., RIVAS, L.: La hiperlipidorraquia en la epilepsia. Sem. méd. esp. 54, 81 (1947).

— — — La lipidorraquia en las anemias perniciosas. La lipemia, el componente neural, la secreción gastrica y sus interrelaciones. Sem. méd. esp. 55, 403 (1948).

CAZZATO, G.: L'esame liquorale nella sclerosi multipla. Riv. Pat. nerv. ment. 81, 185 (1960).

CEVALLOS, W., PAPADOPOULOS, N., HESS, W. C.: Determination of cholesterol and phospholipids in cerebrospinal fluid. Fed. Proc. 18, 202 (1959).

CHAUFFARD, A., LAROCHE, G., GRIGAUT, A.: Le taux de la cholestérine dans le liquide céphalorachidien normal et pathologique. C. R. Soc. Biol. (Paris) 70, 855 (1911).

CHRISTENSEN LOU, H. O., MATZKE, J.: Cerebroside and other polar lipids of the cerebrospinal fluid in neurological diseases. Acta neurol. scand. 41, 445 (1965).

CORIAT, I. H.: The cerebro-spinal fluid in hydrocephalus. Amer. J. Physoil. 10, 111 (1903).

CROSBY, R. M. N., WEILAND, G. L.: Xanthochromia of the cerebrospinal fluid. II. Preliminary description of several new colored substances. Arch. Neurol. (Chic.) 69, 732 (1953).

CURTIS, W. C., SEIPEL, J. H.: Determination of total lipid in the cerebrospinal fluid by paper chromatography. J. Neurochem. 6, 318 (1961).

DELSAL, J. L.: Microdosages colorimétriques du cholestérol libre, du cholestérol estérifie, et du phosphore lipidique dans le liquide cephalorachidien. C. R. Soc. Biol. 141, 268 (1947).

DEPISCH, F., RICHTER-QUITTNER, M.: Über die chemische Zusammensetzung des menschlichen Liquor cerebrospinalis. Wien. Z. inn. Med. **5**, 321 (1923).

DIECKHOFF, J., KOCH, R.: Glycolipids in the cerebrospinal fluid under normal and pathological conditions in childhood. Ann. paediat. **188**, 1 (1957).

DZULYNSKA, J., TOWPIK, J.: Cholesterol w plynie mozgowordzeniowym u chorych na kile ukladu nerwowego. Przegl. derm. **4**, 451 (1954). (In Polnisch, mit engl. Zusammenf.)

EDERLE, W.: Die diagnostische Bedeutung des Liquorcholesterins. Nervenarzt **10**, 190 (1937).

EMANUEL: Befund von Geschwulstzellen im Liquor. Zbl. ges. Neurol. Psychiat. **45**, 287 (1927).

ERSCHOW, W. A., KUKINA, L. I.: O cholesterin-belkowych kompleksach w spinno-mosgowoi schidkosti w norme i pri nekotorych patologitcheskich sostojanijach. Zh. Nevropat. Psikhiat. **60**, 558 (1960) (in Russisch, mit frz. Zusammenf.).

ESKUCHEN, K., LICKINT, F.: Einzelbeiträge zur normalen und pathologischen Physiologie des Liquor cerebrospinalis. IV. Mitteilung. Der Cholesteringehalt des Liquor cerebrospinalis. Z. Neurol. **113**, 214 (1928).

FABRIS, S.: La cholesterina nel liquido cefalo-rachidiano. La Pediatr. **29**, 1057 (1921).

FARSTAD, M.: Determination of fatty acids in cerebrospinal fluid. II. Qualitative and quantitative studies by a combination of alkali titration and gas chromatography. Scand. J. clin. Lab. Invest. **16**, 139 (1964a).

— Determination of fatty acids in cerebrospinal fluid. III. Quantitative and qualitative studies in some neurological and psychiatric disorders. Scand. J. clin. Lab. Invest. **16**, 554 (1964b).

— Determination of fatty acids in the cerebrospinal fluid. IV. The fatty acid content of the major lipid fractions and the total fatty acid esters of cerebrospinal fluid. Scand. J. clin. Lab. Invest. **17**, 336 (1965).

— Determination of fatty acids in cerebrospinal fluid. V. The fatty acid content in the total lipids of cerebrospinal fluid in psychiatric patients. Scand. J. clin. Lab. Invest. **18**, 343 (1966).

— SKAUG, O. E.: Determination of higher fatty acids in the cerebrospinal fluid by gas-chromatography. Scand. J. clin. Lab. Invest. **15**, 255 (1963).

GARCIA DEL DIESTRO, J.: Sindrome meningo-encefálico en la hemoacidosis recurrente de los ninos, con hallazgo de abundantes cristales de colesterina en el liquido cefalo-raquideo. Arch. esp. Pediat. **9**, 601 (1925).

GAROFEANU, M., LAZAR, N.: La cholestérine du liquide céphalorachidien dans l'état gravidique et puerpéral. C. R. Soc. Biol. **93**, 791 (1925).

GEORGI, F., FISCHER, Ö.: Liquor. Lipoide. In: Handbuch der Neurologie. Hrsg.: O. BUMKE und O. FOERSTER, Berlin: Springer 1935, B. VII/1, S. 266.

GERMAIN, M. A.: Nouvelles notes de cholestérorachie. Bull. Soc. méd. **54**, 1592 (1938).

— BABIN, R.: Cholestérorachie et meningite tuberculeuse. Bull. Soc. méd. **53**, 1203 (1937).

GOEBEL, F.: Cholestérine du liquide céphalorachidien et du sang dans les maladies psychiques. C. R. Soc. Biol. **90**, 1191 (1924a).

— Badania nad zachowaniem sie cholesteryny w plynie mozgowo-rdzeniowym i we krwi w chorobach umyslowych. Medyc. Doswiad. Spol. **2**, 81 (1924b). (In Polnisch, mit frz. Zusammenf.)

— Cholestérine du liquide céphalorachidien et du sang dans les maladies psychiques. Fol. clin. chim. micros. **1**, 110 (1926).

GOLA, A., KRZYSZTON, Z.: Niezestryfikowane kwasy tluszczowe w plynie mozgowo-rdzeniowym. Pol. Tyg. lek. **16**, 664 (1961). (In Polnisch, mit engl. Zusammenf.)

GOZZANO, M.: Über die Natur der spezifischen Antikörper der Wassermannschen Reaktion im Liquor. Z. Neurol. **107**, 165 (1927).

GREEN, J. B., PAPADOPOULOS, N., CEVALLOS, W., FORSTER, F. M., HESS, W. C.: The cholesterol and cholesterol ester content of cerebrospinal fluid in patients with multiple sclerosis and other neurological diseases. J. Neurol. Neurosurg. Psychiat. **22**, 117 (1959).

HACK, M. H., HELMY, F. M.: Lipid composition of human cerebrospinal fluid. Proc. Soc. exp. Biol. (N.Y.) **111**, 421 (1962).

HAGBERG, B., SVENNERHOLM, L.: Metachromatic leucodystrophy — a generalized lipidosis. Determination of sulfatides in urine, blood plasma and cerebrospinal fluid. Acta paediat. (Uppsala) **49**, 609 (1960).

HAUPTMANN, A.: Eine biologische Reaktion im Liquor cerebrospinalis bei organischen Nervenkrankheiten. Med. Klin. **6**, 181 (1910).

HIRAI, T.: Diagnosis of Japanese encephalitis by hydroxamic acid chromatography of cerebrospinal fluid. J. Japan. Assu. Infect. Dis. **29**, 568 (1956). (In Japanisch, mit engl. Zusammenf.)

HOLTHAUS, B., WICHMANN, B.: Der Cholesteringehalt des Liquor cerebrospinalis. Arch. Psychiat. Nervenkr. **102**, 147 (1934).

JANBON, M., BERTRAND, L., IZARN, P.: Hyperlipidorachie dans un cas de neuromyélite optique. Rev. neurol. **81**, 740 (1949).

KAFKA, V.: Cholesterin, Lecithin und andere Phosphatide. In: Die Cerebrospinalflüssigkeit. Leipzig und Wien: F. Deuticke 1930, S. 61.

KAHN, R. L., NEAL, J. B.: Quantitative chemical studies in spinal fluids. Proc. Soc. exp. Biol. (N.Y.) **14**, 26 (1916).

KATAKURA: Kyoto med. J. **11** (1914) und **13** (1916); zit. nach TSUCHIYA (1924).

KATAOKA, K.: The total fatty acids in the cerebrospinal fluid in Japanese encephalitis. Iryo **6**, 18 (1952). (In Japanisch, mit engl. Zusammenf.)

KATZENELBOGEN, S.: Cholesterol in the cerebrospinal fluid and its relation to cholesterol in the blood. In: The Cerebrospinal Fluid and its Relation to the Blood: A Physiological and Clinical Study. Baltimore: John Hopkins Press 1935, p. 240.

KEESER, E., KEESER, I.: Untersuchungen über chronische Alkoholvergiftung. Naunyn-Schmiedebergs. Arch. exper. Path. **113**, 188 (1926).

KNAUER, H.: Liquorlipoide. Mschr. Kinderhk. **51**, 378 (1932). .

— HEIDRICH, L.: Liquorlipoide. Z. Neurol. **136**, 483 (1931).

KOPETZKI, S. J.: Meningitis. Nature, cause, diagnosis and principles of surgical relief. Trans. Amer. laryng. rhin. otol. Soc. **18**, 116 (1912).

KUJATH, G.: Zur Frage der differentialdiagnostischen Bedeutung des Liquorcholesterins. Allg. Z. Psychiat. **121**, 249 (1942).

KULHÁNEK, V.: Mozkomisni mok. I. Jednoduchy a rychly zpusob stanoveni cholesterolu v mozkomisnim moku. Čs. Neurol. **24**, 408 (1961). (In Tschechisch, mit engl. Zusammenf.)

KULKOW, A. E., SCHAMBUROW, D. A.: Zur Frage des Cholesteringehaltes im Liquor cerebrospinalis bei Nervenkrankheiten. Neurol. **113**, 193 (1928a).

— — Über den Cholesteringehalt im Liquor cerebrospinalis bei Nervenkrankheiten. Psich. i neurol. issledor. 1928 (b), S. 240; zit. nach V. KAFKA (1930).

KUMAGAI, K., KUROKOCHI, Y., NISHI, H.: On the presence of fatty acids in the spinal fluid of Japanese encephalitis patients. Jap. J. med. Sci. Biol. **8**, 81 (1955).

LAFONTAINE, A.: Les phospholipides humoraux au cours de certaines affections nerveuses. J. belge Neurol. Psychiat. **46**, 344 (1946).

— A propos des lipides humoraux autres que les phosphatides totaux dans certaines affections neurologiques. J. belge Neurol. Psychiat. **47**, 199 (1947).

LASCH, F.: Über Cholesterin im Liquor cerebrospinalis. Biochem. Z. **153**, 150 (1924).

LÉVAY, I., MOSONYI, J.: A'liquor cerebrospinalis cholesterintartalma egészséges és beteg gyermekeknél. Orv. Hetil. **70**, 432 (1927) (Ungarisch).

LEVINSON, A.: Cerebrospinal Fluid in Health and in Disease. St. Louis: C. V. Mosby Comp. 1929, p. 122 and 188.

— LANDENBERGER, L. L., HOWELL, K. M.: Cholesterol in cerebrospinal fluid. Amer. J. med. Sci. **161**, 561 (1921).

LIER, H.: Untersuchungen über den Lipoidgehalt des Liquors. Allg. Z. Psychiat. **115**, 366 (1940).

MANDELBOIM, A. B.: Isutchenie soderschanijach otdelnych frakzii cholesterina w krowi i spinnomosgowoi schidkosti pri trawmatitcheskoi epilepsii. Zh. Nevropat. Psikhiat. **55**, 345 (1955) (Russisch).

MASTROGIOVANNI, P. D., VENTA, F.: Compartomento del fosforo inorganico, del fosforo lipidico e delle lecitine nel siero e nel liquor di schizofrenici. Acta neurol. (Napoli) **11**, 889 (1956).

McARDLE, B., ZILKHA, K. J.: The phospholipid composition of cerebrospinal fluid in neurological disorders. Brain **85**, 389 (1962).

MESTER, T.: Nachweis von Lysolecithin im Serum verschiedener Tierarten und im Liquor des Menschen. Z. Immun.-Forsch. **126**, 153 (1964); und in: Demyelinisierende Encephalomyelitis, hrsg. E. Pette und H. Bauer, Fischer Verlag Stuttgart: 1964, S. 153.

MESTREZAT, W.: Graisses. In: Le liquide céphalo-rachidien normal et pathologique. Valeur clinique de l'examen chimique. Thèse, Faculté de Médecine de Montpellier, S. 144 (1911); und A. MALOINE, Paris (1912), zit. nach TOURTELLOTTE u. Mitarb. (1958).

MICHALEC, C., TICHY, J.: Stanoveni spektra esteru cholesterolu v mozkomisnim moku chromatografii na papire. Čas. Lék. čes. **103**, 756 (1964) (Tschechisch).

MOHR, R.: Zur Pathologie des Liquor cerebrospinalis. Dtsch. Z. Nervenheilk. **44**, 417 (1912).

MOTT, F. W.: (The Oliver-Sharpey Lectures on) The cerebro-spinal Fluid. II. The Pathology of the CSF. Lancet 1910/II, 79.

MÜLLER, F.: Ein Fall von Hydrocephalus. Mitt. med. Kl. Würzburg **1**, 267 (1885).

NAGEL, F.: Beitrag zur Liquorzelldiagnostik. — Ein Fall von Hirncholesteatom. Nervenarzt **6**, 197 (1933).

— Über die Saponinhämolyse, ihre Grundlagen und Anwendbarkeit zum Nachweis der Lipoide im Liquor. Dtsch. Z. Nervenheilk. **148**, 70 (1938).

NAGY, M.: Die Bestimmung des Liquor-Cholesteringehaltes bei verschiedenen Nerven- und Geisteskrankheiten mit der Methode von PLAUT und RUDY. Psychiat.-neurol. Wschr. **40**, 176 (1938).

NISHI, H.: On the existence of fatty acid in the spinal fluid of Japanese encephalitis patients. J. Osaka City Med. Center **6**, 4 (1957). (In Japanisch, mit engl. Zusammenf.)

ODESSKY, L., BEDO, A. V., ROSENBLATT, P., JENNINGS, K. G., SANDS, I. J., WEISLER, H., NEWMAN, B.: Therapeutic doses of gamma globulin in the treatment of measles encephalitis and encephalomyelitis. II. Cerebrospinal fluid and serum studies in measles encephalitis and encephalomyelitis with special reference to phosphorus, cholesterol and magnesium. J. Pediat. **43**, 695 (1953).

OKUDA, S.: Biochemical study of blood and cerebrospinal fluid of the new-born.-Report VIII. Contents of total-fats. J. Orient. Med. **29**, 85 (1938). (In Arabisch, mit engl. Zusammenf.)

OSNATO, M., KILLIAN, J. A., GARCIA, T., MATTICE, M. R.: Comparative chemical studies of the blood and spinal fluid in epilepsy. Brain **50**, 581 (1927).

OSTER, K. A.: Tissue aldehydes. A review. Exper. Med. Surg. **5**, 219 (1947).

PANZER, T.: Zur Kenntnis der Cerebrospinalflüssigkeit. Wien. Klin. Wschr. **12**, 805 (1899).

PAPADOPOULOS, N., CEVALLOS, W., HESS, W. C.: Microdetermination of free and esterified cholesterol in cerebrospinal fluid. J. Neurochem. **4**, 223 (1960).

— CEVALLOS, W., HESS, W. C.: Determination of phospholipids in spinal fluid and brain. Arch. Neurol. (Chic.) **3**, 677 (1960).

PERETZ, L. H.: Über die biologische Lipoidreaktion. Z. Immun.-Forsch. **61**, 387 (1929).

PHILLIPS, B. M., ROBINSON, N.: Quantitative thin-layer chromatography of cerebrospinal fluid phospholipids. Clin. chim. Acta **8**, 832 (1963).

PIGHINI, G.: Cholésterine et réaction de Wassermann. Zbl. Nervenheilk. Psychiatr. **32**, 775 (1909a).

— Über den Cholesteringehalt der Lumbalflüssigkeit einiger Geisteskrankheiten. (Progressive Paralyse, Epilepsie, Dementia praecox). Hoppe-Seylers Z. physiol. Chem. **61**, 508 (1909b).

— La cholesterina nel liquido cefalo-rachidiano dei paralitici, e sua partecipazione alla reazioni di Wassermann. Rif. med. **25**, 67 (1909c).

— Sur le contenu en cholestérine du liquide céphalo-rachidien dans quelques maladies mentales (paralysie progessive, épilepsie, démence précoce). Arch. ital. Biol. **53**, 297 (1910).

PILZ, H.: Eine Mikromethode zur Bestimmung der Gesamtlipoide, des Cholesterins und des Lipoidphosphors im Liquor cerebrospinalis. Klin. Wschr. **45**, 422 (1967).

— FRICK, E.: Dünnschichtchromatographische Lipoidmuster vom normalen menschlichen Serum und Liquor cerebrospinalis. Klin. Wschr. **44**, 780 (1966).

PINTOZZI, P., SPICCIARELLI, A.: Il tasso dei lipidi totali e frazionati nel liquor in condizioni normali e patologiche. Clin. pediat. (Bologna) **41**, 63 (1959).

PLAUT, F.: Über den Cholesteringehalt des Liquor cerebrospinalis bei Hirntumoren. Z. Neurol. **150**, 172 (1934).

— PRUCKNER, F.: Zur Bestimmung des Cholesterins im Liquor cerebrospinalis. Z. Neurol. **154**, 292 (1935).

— REHM, O., SCHOTTMÜLLER, H.: Leitfaden zur Untersuchung der Zerebrospinalflüssigkeit. Jena: G. Fischer 1913, S. 20.

— RUDY, H.: Untersuchungen über den Cholesteringehalt des Liquor cerebrospinalis. Z. Neurol. **146**, 229 (1933a).

— — Über die Beziehungen zwischen Blutcholesterin und Liquorcholesterin. Z. Neurol. **146**, 262 (1933b).

— — Über Blut- und Liquoruntersuchungen bei Lipoidosen, insbesondere bei Schüller-Christianscher Krankheit. Z. Neurol. **148**, 423 (1933c).

PLUM, C. M.: The cholesterol content of cerebrospinal fluid with special regard to the occurrence in cases with multiple sclerosis. (Studies in multiple scl. IV.) Acta psychiat. scand. **35** (Suppl. 148), 79 (1960).

— Biochemical studies of the composition of cerebrospinal fluid in multiple sclerosis. Int. J. Neurol. **2**, 121 (1961).

— A review on the lipids, the enzymes and the trace elements of the cerebrospinal fluid. Acta neurol. scand. **40** (Suppl. 10), 65 (1964).

— FOG, T.: Studies in multiple sclerosis. I. — Studies on the lipids in the cerebrospinal fluid. Acta psychiat. scand. **34** (Suppl. 128), 63 (1959).

POSER, C. M., CURRAN, G. L.: Cerebrospinal fluid free cholesterol as an index of activity of multiple sclerosis and allied diseases. Arch. Neurol. (Chic.). **80**, 304 (1958).

POYNDER, E. G. T., RUSSELL, J.: The cholesterol content of the cerebro-spinal fluid in certain mental diseases. J. Ment. Sci. **72**, 62 (1926).

PRIBRAM, H.: Über den Cholesteringehalt des Blutes Gesunder und Kranker. Prag. med. Wschr. **37**, 205 (1912).

RIEBELING, C.: Ein neues Verfahren zur Bestimmung der ätherlöslichen Bestandteile des Liquors. Klin. Wschr. **18**, 1162 (1939).

ROBOZ, E., HESS, W. C., DINELLA, R. R., CEVALLOS, W.: Determination of total lipids, cholesterol, and phospholipids in cerebrospinal fluid. J. Lab. clin. Med. **52**, 158 (1958).

ROEDER, F.: Über praktisch-klinische Erfahrungen mit der Methode von PLAUT und RUDY zur Bestimmung des Cholesterins im Liquor cerebrospinalis. Z. Neurol. **155**, 608 (1936).

— Die physikalischen Methoden der Liquordiagnostik. Z. Neurol. **159**, 163 (1937a).

— Die physikalischen Methoden der Liquordiagnostik. Berlin: Verlag von J. Springer 1937b, S. 34.

— Über das Verhalten der Phosphatidfraktion im Liquor cerebrospinalis bei schizophrenen Prozeß-psychosen. Allg. Z. Psychiat. **112**, 44 (1939a).

— Bisherige Ergebnisse über den Phosphatidstoffwechsel im Liquor cerebrospinalis. I. Bericht über ein neues Extraktionsverfahren für kleinste Liquormengen. Z. Neurol. **166**, 557 (1939b).

— Über das Lipoidproblem des Liquor cerebrospinalis. Z. Neurol. **168**, 519 (1940).

ROFFO, A. H.: La colesterina en el liquido céfalorraquideo de los cancerosos. Bol. Inst. Med. Exper. **3**, 309 (1927) [Ber. Physiol. **43**, 220 (1928)].

— La colesterina en el liquido céfalo-raquideo de los cancerosos. Pren. méd. argent. **13**, 1114 (1927); zit. nach TOURTELLOTTE u. Mitarb. (1958).

RONCATI, C.: Ricerche biochimiche sul liquor di dementi precoci prima e dopo la malarioterapia. Note psichiatr. **61**, 205 (1932).

ROSEN, I., KRASNOW, F., NOTKIN, J.: Lecithin and cholesterol in cerebrospinal syphilis including dementia paralytica and tabes. Arch. Neurol. (Chic.) **28**, 399 (1932).

SALKOWSKI, E.: Zur Kennntis der Hydrocephalus-Flüssigkeit. Chemische und Medizinische Untersuchungen, Festschrift zur Feier des sechzigsten Geburtstages von MAX JAFFE. Braunschweig: Verlag F. Vieweg und Sohn 1901, S. 263.

SANDE, M. VAN, BOKONJIC, R.: Séparation quantitative des estera de cholestérol dans le liquide céphalo-rachidien humain par chromatographie en couche mince. Techniques et résultats. In: Symposium über die Zerebrospinalflüssigkeit, hrsg. J. SAYCK, Jena: VEB Fischer Verlag 1966, S. 149.

SASTRY, P. S., STANCER, H. C.: Quantitative analysis and fatty acid composition of phospholipid constituents in cerebrospinal fluid of various age groups. Clin. chim. Acta **22**, 301 (1968).

SCHLOSSBERGER, J.: Analyse von hydrocephalischen Flüssigkeiten. Arch. physiol. Heilk. **10**, 518 (1851).

SCHRADER, A., SCHWARZ, K.: Über den Gehalt an Metaboliten des Fettstoffwechsels im normalen und pathologischen Liquor. Münch. med. Wschr. **105**, 2493 (1963).

SCHRAPPE, O., STÖCKERT, H. G.: Differenzierte Lipidanalysen im Liquor cerebrospinalis. Proc. VIII. Internat. Congr. Neurol., Wien, Bd. IV, S. 201 (1965) und Zbl. Neurol. Psychiat. **183**, 227 (1965).

SELBACH, H., TRAPPE, W.: Über die Anwendung einer neuen und einfachen Methode zur getrennten Bestimmung kleinster Mengen von freiem und verestertem Cholesterin im Liquor cerebrospinalis bei verschiedenen Nerven- und Geisteskrankheiten. Arch. Psychiat. Nervenkr. **117**, 541 (1944).

Serény, B.: A liquor cerebrospinalis cholesterintartalmára vonatkozó vizsgálatok. Gyógyszerész **69**, 845 (1929) (Ungarisch).

Seuberling, O.: Mikrountersuchungen zum Lipoidstoffwechsel im Liquor. Z. Neurol. **158**, 104 (1937.)
— Über den Gehalt des Liquor cerebrospinalis an Fettsäuren. Z. Neurol. **161**, 402 (1938).

Sheff, M. F., Gretz, M. D., Mc Marlin, J. B.: Estimation of cholesterol in small quantities of cerebrospinal fluid. Clin. Chem. **7**, 504 (1961).

Shin, Y. S.: Silicic acid column chromatography for the microdetermination of cholesterol, cholesterol ester, and phospholipid from human cerebrospinal fluid. Analyt. Biochem. **5**, 369 (1963).
— Lee, J. C.: Rapid spectrophotometric determination of total cholesterol in small amounts of blood and cerebrospinal fluid. Analyt. Chem. **33**, 1220 (1961).
— — Microdetermination of cholesterol and phospholipid in cerebrospinal fluid and serum by silicic acid column chromatography. Clin. Chem. **8**, 598 (1962).

Simon, U.: Über den Nachweis von Lysolecithin im Liquor cerebrospinalis bei der multiplen Sklerose mit der Methode der Dünnschichtchromatographie. Diss., Göttingen 1965.

Spolverini, L. M.: Sul comportamento della colesterina e dell'urea nel liquido cefalo-rachidiano di bambini malati. Riv. Clin. pediat. **13**, 736 (1915).

Stammler, A.: Der Plasmalogengehalt des Liquor cerebrospinalis. Arch. Psychiat. Nervenkr. **192**, 556 (1954).

Stepan, J., Tkac, A., Hanzlicek, L.: Isolation and structure of the lipopeptidic complex from the cerebrospinal fluid of patients with schizophrenic syndrome. Med. exper. **4**, 19 (1961).

Tichy, J.: Cholesterol v mozkomisnim moku. Čs. Neurol. **24**, 399 (1961). (Tschechisch, mit engl. Zusammenf.)
— Vztah hladimy cholesterolu k slozeni mozkomisniho moku a k mnozstvi jeho bilkovin. Čs. Neurol. **27**, 123 (1964a). (Tschechisch, mit engl. Zusammenf.)
— Cholesterol und Cholesterolesterspiegel im Liquor bei Kranken mit Atherosklerose des Hirns. Psychiat. Neurol. med. Psychol. (Lpz.) **16**, 140 (1964b).
— Chromatographic analysis of cholesterol esters in fetal brain, serum and spinal fluid. Neurology **16**, 1219 (1966a).
— Cholesterol in the cerebrospinal fluid. An analysis of 447 neurological patients. Rev. Czech. Med. **12**, 265 (1966b).
— Cholesterol esters in the white matter of adult human brain, serum and cerebrospinal fluid. J. Neurochem. **14**, 555 (1967).
— Michalec, C.: Die Silicagel-Papierchromatographie der Cholesterinester in der Cerebrospinal-flüssigkeit. Proc. VIII. Internat. Congr. Neurol., Wien, Bd. IV, S. 211 (1965).

Tourtellotte, W. W.: Study of lipids in cerebrospinal fluid. VI. The normal lipid profile. Neurology **9**, 375 (1959).
— Allen, R. J., Dejong, R. N.: A study of lipids in cerebrospinal fluid (and serum). VII. In several sphingolipidoses (Tay-Sachs' disease, metachromatic leucodystrophy, and Niemann-Pick disease). In: Cerebral Sphingolipidoses. Eds.: B. W. Volk and S. M. Aronson. New York-London: Academic Press 1962, p. 317.
— — Haerer, A. F., Bryan, E. R.: Study of lipids in cerebrospinal fluid and serum. X. In: Tay-Sachs disease. Arch. Neurol. (Chic.) **12**, 300 (1965).
— — — Kelly, S. A., Gustafson, K. A., Bryan, E. R., Dejong, R. N.: A study of lipids in the cerebrospinal fluid. IX. Two new laboratory observations on the cerebrospinal fluid in Tay-Sachs disease. Trans. Amer. neurol. Ass. **88**, 104 (1963).
— Dejong, R. N., Houten, W. H. van: A study of lipids in cerebrospinal fluid. I. Historical aspects. Univ. Mich. med. Bull. **24**, 66 (1958).
— — Janich, S., Gustafson, K.: A study of lipids in the cerebrospinal fluid (and serum). VIII. Further comments on the normal lipid profile. Univ. Mich. med. Bull. **28**, 114 (1962).
— Haerer, A. F.: A study of lipids in the cerebrospinal fluid. XI. In multiple sclerosis. Neurology **14**, 256 (1964a).
— — Present state of knowledge of metabolism of lipids in human cerebrospinal fluid in health and disease. Rev. Neuro-psiquiat. **26**, 125 (1964b).
— — Lipids in cerebrospinal fluid. XII. In multiple sclerosis and retrobulbar neuritis. Arch. Neurol. (Chic.) **20**, 605 (1969).
— — Dejong, R. N., Janich, S., Gustafson, K.: Cerebrospinal fluid lipid profile in various diseases. IV. Internat. Kongr. Neuropath., Bd. I. Stuttgart: Thieme Verlag 1961, S. 46.

— Parker, F. M., Dejong, R. N.: A study of lipids in cerebrospinal fluid. III. The determination of total phospholipid. J. Lab. clin. Med. **52**, 491 (1958).
— Skrentny, B. A., Dejong, R. N.: A study of lipids in cerebrospinal fluid. IV. The determination of free and total cholesterol. J. Lab. clin. Med. **54**, 197 (1959).
— Vander, A. J., Skrentny, B. A., Dejong, R. N.: A study of lipids in cerebrospinal fluid. II. The determination of total lipids. J. Lab. clin. Med. **52**, 481 (1958).
Tropp, C., Seuberling, O., Eckardt, B.: Mikrophosphorbestimmung im Liquor. Biochem. Z. **290**, 320 (1937).
Tsuchiya, S.: Über Cholesterin in der Cerebrospinalflüssigkeit. Z. Neurol. **90**, 255 (1924).
Tuna, N., Logothetis, J., Kammereck, R.: The fatty acids of the human cerebrospinal fluid: their relation to the serum fatty acids. A study using gas-liquid chromatography. Neurology **13**, 331 (1963a).
— — — Fatty acids in spinal fluid and serum of patients with demyelinating disorders. Neurology **13**, 381 (1963b).
Viviano, M., Orunesu, M.: Il colestrolo totale nel liquor. Neuropsichiatria **11**, 35 (1955).
Wan, A. T., Carter, C. H.: Cholesterol content in cerebrospinal fluid of hydrocephalus. Clin. Chim. Acta **13**, 546 (1966).
Weston, P. G.: The cholesterol content of cerebrospinal fluid. J. med. Res. **33**, 119 (1915).
Yvon, M.: Composition du liquide céphalo-rachidien. J. Pharm. Chim. (Paris), Sèrie 4, Vol. 26, 240 (1877).
Zdarek, E.: Ein Beitrag zur Kenntnis der Cerebrospinalflüssigkeit. Hoppe-Seylers Z. physiol. Chem. **35**, 201 (1902).
Zilkha, K. J.: The phospholipid composition of the cerebrospinal fluid in children with mental deterioration. J. neurol. Sci. **4**, 141 (1967).
— McArdle, B.: The phospholipid composition of cerebrospinal fluid in diseases associated with demyelination. Quart. J. Med. **32**, 79 (1963).

II. Übrige Literatur

Abramson, D., Blecher, M.: Quantitative two-dimensional thin-layer chromatography of naturally occuring phospholipids. J. Lipid Res. **5**, 628 (1964).
Albers, R. W., Lowry, O. H.: Fluorometric determination of 0,1 to 10 micrograms of cholesterol. Analyt. Chem. **27**, 1829 (1955).
Alling, C., Svennerholm, L., Tichy, J.: Fatty acid composition of serum cholesteryl ester fractions isolated by thin-layer chromatography. J. Chromatogr. **34**, 413 (1968).
Amelung, D., Böhm, P.: Papierchromatographische Trennung von Phosphatiden. Hoppe-Seylers Z. physiol. Chem. **298**, 199 (1954).
Amenta, J. S.: A rapid chemical method for quantification of lipids separated by thin-layer chromatography. J. Lipid Res. **5**, 270 (1964).
Angelico, R., Cavina, G., D'Antona, A., Giocoli, G.: Fractionation and determination of the lipid and steroid constituents of the adrenal glands of rats by means of thin-layer chromatography. J. Chromatogr. **18**, 57 (1965).
Araki, E.: Thin-layer chromatography of total serum lipids. Nisshin Igaku **50**, 85 (1963).
Autar, M. A., Ohlson, M. A., Osborn, M. O.: Fatty acid composition of different serum phospholipids in men and women. Biochem. J. **105**, 117 (1967).
Autenrieth, W., Funk, A.: Über kolorimetrische Bestimmungsmethoden: Die Bestimmung des Gesamtcholesterins im Blut und in Organen. Münch. med. Wschr. **60**, 1243 (1913).
Badzio, T., Boczon, H.: The determination of free and esterified cholesterol in blood after separation by thin-layer chromatography. Clin. chim. Acta **13**, 794 (1966).
Bang, I.: Verfahren zur titrimetrischen Mikrobestimmung der Lipoidstoffe. Biochem. Z. **91**, 86 (1918).
— Die Bestimmung der Lipoidstoffe. In: Mikromethoden zur Blutuntersuchung. München-Wiesbaden: Verlag J. F. Bergmann 1922, S. 38.
Barrett, C. B., Dallas, M. S. J., Padley, F. B.: The separation of glycerides by thin-layer chromatography on silica impregnated with silver nitrate. Chem. Industr. 1962, p. 1050.
Bartlett, G. R.: Phosphorus assay in column chromatography. J. biol. Chem. **234**, 466 (1959).

BAUER, H.: Physiologie und Pathologie des Liquors. In: Klinik der Gegenwart. Hrsg. R. COBET, K. GUTZEIT, H. E. BOCK u. F. HARTMANN. München-Berlin: Verlag von Urban & Schwarzenberg 1967, Bd. IV, S. E 367.

BENEDICT, S. R., THEIS, R. C.: A modification of the molybdic method for the determination of inorganic phosphorus in serum. J. biol. Chem. **61**, 63 (1924).

BERGELSON, L. D., DYATLOVITSKAYA, E. V., VORONKOVA, V. V.: Complete structural analysis of fatty acid mixtures by thin-layer chromatography. J. Chromatogr. **15**, 191 (1964).

BERLET, H. H.: Permanent records of thin-layer chromatograms on transparent paper. J. Chromatogr. **21**, 485 (1966).

BERNHARD, K., HANY, A., HAUSHEER, L., PEDERSEN, W.: Cerebrosid-Gehalte verschiedener Bezirke alter menschlicher Gehirne. Ein Beitrag zur quantitativen Isolierung reiner Cerebroside. Helv. chim. Acta **45**, 1298 (1962).

— LESCH, P.: Ein Beitrag zur Fettsäurezusammensetzung der Cerebroside, Sphingomyeline und Lecithine aus menschlichem Gehirn. Helv. chim. Acta **46**, 1798 (1963).

BIERNOTH, G.: Quantitative Glyceridbestimmung mittels Dünnschicht-Chromatographie und Densitometrie. Fette, Seifen, Anstrichm. **70**, 402 (1968).

BIEZENSKI, J. J.: Quantitation and preparation of phospholipids by elution following improved thin-layer chromatography separation. Fed. Proc. **23**, 503 (1964).

— Efficient elution of rabbit liver and plasma phospholipids from thin-layer plates. J. Lipid Res. **8**, 409 (1967).

— POMERANCE, W., GOODMAN, J.: Densitometric microquantitation of lipid classes separated by thin-layer chromatography. J. Chromatogr. **38**, 148 (1968).

BISCHEL, M. D., AUSTIN, J. H.: A modified benzidine method for the chromatographic detection of sphingolipids and acid polysaccharides. Biochim. biophys. Acta (Amst.) **70**, 598 (1963).

BLANK, M. L., SCHMITT, J. A., PRIVETT, O. S.: Quantitative analysis of lipids by thin-layer chromatography. J. Amer. Oil Chem. Soc. **41**, 371 (1964).

BLOCK, R. C., DURRUM, E. L., ZWEIG, G.: A manual of paper chromatography and paper electrophoresis. New York: Acad. Press Incorp. 1955, p. 409.

BLOOR, W. R.: A method for the determination of fat in small amounts of blood. J. biol. Chem. **17**, 377 (1914).

— The determination of cholesterol in blood. J. biol. Chem. **24**, 227 (1916).

— The determination of cholesterol in blood. J. biol. Chem. **29**, 437 (1917).

— Méthode néphélometrique pour la détermination de l'acide phosphorique et de ses composés contenus dans de petites quantités de sang. Bull. Soc. Chim. biol. (Paris) **3**, 451 (1921).

— The fatty acids of blood plasma. J. biol. Chem. **56**, 711 (1923).

— The determination of small amounts of lipid in blood plasma. J. biol. Chem. **77**, 53 (1928).

— A colorimetric procedure for the determination of small amounts of fatty acid. J. biol. Chem. **170**, 671 (1947).

— KNUDSON, A.: The separate determination of cholesterol and cholesterol esters in small amounts of blood. J. biol. Chem. **27**, 107 (1916).

— PELKAN, K. F., ALLEN, D. M.: Determination of fatty acids (and cholesterol) in small amounts of blood plasma. J. biol. Chem. **52**, 191 (1922).

BOHNER, L. S. DE, SOTO, E. F., COHAN, T. DE: Quantitative analysis of phospholipids by thin-layer chromatography. J. Chromatogr. **17**, 513 (1965).

BOIDIN, L., FLANDIN, C.: Pouvoir antihémolytique des sérums humains vis-a-vis de la saponine dans ses rapports avec le taux de la cholestérinémie. C. R. Soc. Biol. **71**, 402 (1911).

— — Procedé rapide de diagnostic de l'hypercholestérinémie a l'aide de la saponine. C. R. Soc. Biol.**72**, 28 (1912).

BOOTH, D. A.: Lipophilic sialic acid derivatives in human erythrocytes. Biochim. biophys. (Amst.) **70**, 468 (1963).

BORGSTRÖM, B.: Investigation on lipid separation methods. Separation of phospholipids from neutral fat and fatty acids. Acta physiol. scand. **25**, 101 (1952a).

— Investigation on lipid separation methods. Separation of cholesterol esters, glycerides and free fatty acids. Acta physiol. scand. **25**, 111 (1952b).

BOWERS, M. B.: Choline in cerebrospinal fluid. Life Sci. **6**, 1927 (1967).

BOWYER, D. E., LEAT, W. M. F., HOWARD, A. N., GRESHAM, G. A.: The determination of the fatty acid composition of serum lipids separated by thin-layer chromatography; and a comparison with column chromatography. Biochim. biophys. Acta (Amst.) 70, 423 (1963).

BRAGDON, J. H.: Colorimetric determination of blood lipides. J. biol. Chem. 190, 513 (1951).

BRANTE, G.: Studies on lipids in the nervous system. With special reference to quantitative chemical determination and topical distribution. Acta physiol. scand. 18 (Suppl. 63), 1 (1949).

BROCKMANN, U., GERCKEN, G.: Quantitative eindimensionale Dünnschichtchromatographie der Erythrozytenphosphatide. Clin. chim. Acta 23, 489 (1969).

BROEKHUYSE, R. M.: Quantitative two-dimensional thin-layer chromatography of blood phospholipids. Clin. chim. Acta 23, 457 (1969).

BROWN, H. H., ZLATKIS, A., ZAK, B., BOYLE, A. J.: Rapid procedure for determination of free serum cholesterol. Analyt. Chem. 26, 397 (1954).

BRUN, G. C.: Cholesterol content of the red blood cells in man. Acta med. scand., Suppl. 99, 1 (1939).

BURCHARD, H.: Beiträge zur Kenntnis des Cholesterins. Inauguraldiss., Rostock 1889; Chem. Zbl. 61, 25 (1890).

BURTON, R. M., GARCIA-BUNUEL, L., GOLDEN, M., McBRIDE BALFOUR, Y.: Incorporation of radioactivity of D-glucosamine-1-C^{14}, D-glucose-1-C^{14}, D-galactose-1-C^{14}, and DL-serine-3-C^{14} into rat brain glycolipids. Biochem. 2, 580 (1963).

— GIBBONS, J. M.: Lipid composition of a rat-brain synaptic-vesicle fraction. Biochim. biophys. Acta (Amst.) 84, 220 (1964).

BUSWELL, K. M., LINK, W. E.: The quantitative determination of small amounts of nitrile in long chain fatty amides. J. Amer. Oil Chem. Soc. 41, 717 (1964).

CHABROL, E., BÖSZORMENYI, M., FALLOT, P.: Les lipides du sérum sanguin sous l'angle de la réaction sulfophosphovanillique. Sem. Hôp., Paris 25, 3446 (1949).

CHRISTENSEN LOU, H. O., CLAUSEN, J., BIERRING, F.: Phospholipids and glycolipids of tumours in the central nervous system. J. Neurochem. 12, 619 (1965).

CHRISTIAN, J. C., JAKOVCIC, S., YI YUNG HSIA, D.: Thin-layer chromatographic analysis of plasma phospholipids in essential familial hyperlipidemia. J. Lab. clin. Med. 64, 756 (1964).

COEUR, P., CREYSSEL, R.: Chromatographie des lipides seriques sur couche mince de silice. Technique de routine semi-quantitative. Rev. franç. Étud. clin. biol. 10, 852 (1965).

CRAIG., L C.: Identification of small amounts of organic compounds by distribution studies. II. Separation by countercurrent distribution. J. biol. Chem. 155, 519 (1944).

CSALLANY, A. S., DRAPER, H. H.: A simple technique for scanning thin-layer chromatograms. Analyt. Biochem. 4, 418 (1962).

CUMINGS, J. N., THOMPSON, E. J., GOODWIN, H.: Sphingolipids and phospholipids in microsomes and myelin from normal and pathological brains. J. Neurochem. 15, 243 (1968).

CURRI, S. B., RASO, M., ROSSI, C. R.: Die Anwendung der Dünnschichtchromatographie zum Nachweis von Fett- und Lipoidsubstanzen in Gewebsschnitten. Histochem. 4, 113 (1964).

CUZNER, M. L., DAVISON, A. N.: Quantitative thin layer chromatography of lipids. J. Chromatogr. 27, 388 (1967).

DAIN, J. A., WEICKER, H., SCHMIDT, G., THANNHAUSER, S. J.: The fractionation of beef brain ganglioside into several components with thin-layer and column silica gel chromatography. Cerebral Sphingolipidoses. Eds.: S. M. ARONSON and B. W. VOLK. New York-London: Academic Press 1962, p. 289.

DALLAS, M. S. J.: Precision in the direct densitometry of coloured compounds on thin layer chromatograms. J. Chromatogr. 33, 337 (1968).

DAVISON, A. N., GRAHAM-WOLFAARD, E.: Quantitative analysis and recovery of cerebral lipids by modified thin-layer chromatography. J. Neurochem. 11, 147 (1964).

DAWSON, R. M. C.: A hydrolytic procedure for the identification and estimation of individual phospholipids in biological samples. Biochem. J. 75, 45 (1960).

DELSAL, J. L.: Nouveau procédé d'extraction des lipides du sérum par le methylal. Applications aux microdosages du cholestérol total, des phosphoaminolipides et des proteides. Bull. Soc. Chim. biol. (Paris) 26, 99 (1944).

— Fractionnement des lipides du sérum sanguin par les solvants organiques. Bull. Soc. Chim. biol. (Paris) 36, 1329 (1954).

DIECKERT, J. W., REISER, R.: A paper chromatographic procedure for separating 1-mono-, 1,3-di-, and triglycerides, cholesterol, and cholesterol esters. J. Amer. Oil Chem. Soc. **33**, 123 (1956a).
— — Paper chromatography of phospholipides on silicic acid impregnated glass fiber filter paper. J. Amer. Oil Chem. Soc. **33**, 535 (1956b).

DISCHE, Z.: Über Mikrobestimmung der Kohlehydrate in tierischen Organen und im Blute mit Hilfe charakteristischer Farbreaktionen. Mikrochem. **7**, 33 (1929).

DITTMER, J. C., LESTER, R. L.: A simple, specific spray for the detection of phospholipids on thin-layer chromatograms. J. Lipid Res. **5**, 126 (1964).

DOBIÁSOVÁ, M.: A simple method for the separation of minute amounts of tissue lipids by thin-layer chromatography and gas-liquid chromatography. J. Lipid Res. **4**, 481 (1963).

DOIZAKI, W. M., ZIEVE, L.: Quantitative estimation of some phosphatides and their hydrolysis products by thin-layer chromatography. Proc. Soc. exp. Biol. Med. **113**, 91 (1963).

DOLE, V. P.: A relation between non-esterified fatty acids in plasma and the metabolism of glucose. J. clin. Invest. **35**, 150 (1956).

DONATH, J.: Detection of choline in the cerebro-spinal fluid by means of the polarisation-microscope. J. Physiol. (Lond.) **33**, 211 (1905).

DOWNING, D. T.: Photodensitometry in the thin-layer chromatographic analysis of neutral lipids. J. Chromatogr. **38**, 91 (1968).

DUNN, E., ROBSON, P.: Quantitative gravimetric analysis of fatty ester mixtures by thin-layer chromatography. J. Chromatogr. **17**, 501 (1965).

ENG, L. F., LEE, Y. L., HAYMAN, R. B., GERSTL, B.: Separation and isolation of methyl esters and dimethylacetals from brain lipids. J. Chromatogr. **5**, 128 (1964).

ERISMAN, K. H.: Hilfsmittel zum Arbeiten mit radioaktiven Substanzen in der Dünnschicht-chromatographie. J. Chromatogr. **20**, 600 (1965).

FEIGL, F., ANGER, V., FREHDEN, O.: Über die Verwendung von Tüpfelreaktionen zum Nachweis von organischen Verbindungen. (II), Mikrochem. **15**, 9 (1934).

FEULGEN, R., BOGUTH, W., ANDRESEN, G.: Quantitative Bestimmung der Acetalphosphatide (Plasmalogen) im Serum unter Berücksichtigung des „Waelsch-Effektes". Hoppe-Seylers Z. physiol. Chem. **287**, 90 (1951).
— IMHÄUSER, K.: Die quantitative Bestimmung des Plasmals im Serum. Biochem. Z. **181**, 30 (1927).

FEWSTER, M. E., BURNS, B. J., MEAD, J. F.: Quantitative densitometric thin-layer chromatography of lipids using copper acetate reagent. J. Chromatogr. **43**, 120 (1969).

FILLERUP, D. L., MEAD, J. F.: Chromatographic separation of the plasma lipids. Proc. Soc. exp. Biol. Med. **83**, 574 (1953).

FISKE, C. H., SUBBAROW, Y.: The colorimetric determination of phosphorus. J. biol. Chem. **66**, 375 (1925).

FOLCH, J., ASCOLI, I., LEES, M., MEATH, J. A., LE BARON, F. N.: Preparation of lipide extracts from brain tissue. J. biol. Chem. **191**, 833 (1951).
— LEES, M., SLOANE-STANLEY, G. H.: A simple method for the isolation and purification of total lipides from animal tissues. J. biol. Chem. **226**, 497 (1957).

FREEMAN, C. P., WEST, D.: Complete separation of lipid classes on a single thin-layer plate. J. Lipid. Res. **7**, 324 (1966).

FRENCH, R. W.: Fat stains. Stain Technol. **1**, 79 (1926).

FUHRMANN, W.: Untersuchungen über die Fettsäuren der Plasmalipide bei erbbedingter kohlenhydratsensitiver Hyperlipidämie. Dtsch. med. Wschr. **89**, 1293 (1964).

GEE, M.: Thin-layer chromatography of sucrose esters and mixtures of raffinose and sucrose. J. Chromatogr. **9**, 278 (1962).

GLOSTER, J., FLETCHER, R. F.: Quantitative analysis of serum lipids with thin-layer chromatography. Clin. chim. Acta **13**, 235 (1966).

GRIGAUT, A.: Méthode de dosage de la cholestérine dans le sérum et dans les tissue. II. Procédé colorimétrique. C. R. Soc. Biol. **71**, 513 (1911).

HABERMANN, E., BANDTLOW, G., KRUSCHE, B.: Bestimmung von Plasma-Phospholipoiden nach Dünnschichtchromatographie. Klin. Wschr. **39**, 816 (1961).

HACK, M. H.: A method for the estimation of fatty acid esters. Arch. Biochem. **58**, 19 (1955).
— The chromatography of phosphatides on silicic acid impregnated filter paper. J. Chromatogr. **5**, 531 (1961).

HAGEDORN, H. C., JENSEN, B. N.: Zur Mikrobestimmung des Blutzuckers mittels Ferricyanid. Biochem. Z. **135**, 16 (1923a).
— — Die Ferricyanidmethode zur Blutzuckerbestimmung. II. Biochem. Z. **137**, 92 (1923b).
HAJRA, A. K., RADIN, N. S.: Biosynthesis of the cerebroside odd-numbered fatty acids. J. Lipid. Res. **3**, 327 (1962).
HALPAAP, H.: Präparative Dünnschichtchromatographie. Chem.-Ing. Techn. **35**, 488 (1963).
HAMMONDS, T. W., SHONE, G.: The separation of fatty acid methyl esters (including „critical pairs") by thin-layer partition chromatography. J. Chromatogr. **15**, 200 (1964).
HANES, C. S., ISHERWOOD, F. A.: Separation of the phosphoric esters on the filter paper chromatogram. Nature (Lond.) **164**, 1107 (1949).
HARZER, K., WÄSSLE, W., SANDHOFF, K., JATZKEWITZ, H.: Densitometrische Mikrobestimmung von Lipiden nach Dünnschicht — Chromatographie des Gesamtlipidextraktes. Fresenius' Zschr. Analyt. Chem. **243**, 527 (1968).
HEACOCK, R. A., MAHON, M. E.: The colour reactions of the hydroxyskatoles. J. Chromatogr. **17**, 338 (1965).
HERZ, A., LANDSTEINER, K.: Über das Verhalten pathologischer Sera zur Saponinhämolyse. Med. Klin. **6**, 1062 (1910).
HESS, W. C.: Chromatographic separation of cholesterol and cholesterol esters in blood. J. Lab. clin. Med. **32**, 1163 (1947).
HILL, U. T.: Colorimetric determination of fatty acids and esters. Analyt. Chem. **19**, 932 (1947).
HILLER, F.: Die Beziehungen der degenerativen Veränderungen des Zentralnervensystems zu seinem Gehalt an Fett und Ester spaltenden Enzymen; sowie der Nachweis sowohl dieser Enzyme als auch von Lipoidstoffwechselschlacken des Nervengewebes im Liquor cerebrospinalis. Z. Neurol. **109**, 263 (1927).
HINSBERG, K., LANG, K.: Medizinische Chemie für den klinischen und theoretischen Gebrauch. München-Berlin-Wien: Urban & Schwarzenberg 1957.
HIRSCH, J., AHRENS, E. H.: The separation of complex lipid mixtures by the use of silicic acid chromatography. J. biol. Chem. **233**, 311 (1958).
HONEGGER, C. G.: Über die Dünnschichtchromatographie von Lipiden. 2. Mitteilung: Untersuchungen von Gehirngewebe aus der weißen Substanz Multiple-Sklerose-Kranker. Helv. chim. Acta **45**, 2020 (1962).
— Die Anwendung von Aktivitätsgradienten in der Dünnschichtchromatographie. Helv. chim. Acta **47**, 2384 (1964).
HOOGHWINKEL, G. J. M., NIEKERK, H. P. G. A. VAN: Quantitative aspects of the tricomplex staining procedure. The staining of lecithin spots applied on chromatographic papers. I. Proc. Koninkl. Nederl. Akad. Wetensch., Ser. B. **63**, 258 (1960).
HORROCKS, L. A.: Thin-layer chromatography of brain phospholipids. J. Amer. Oil Chem. Soc. **40**, 235 (1963).
HUANG, T. C., CHEN, C. P., WEFLER, V., RAFTERY, A.: A staple reagent for the Liebermann-Burchard reaction. Analyt. Chem. **33**, 1405 (1961).
HUGHES, B. F., FRAIS, F. F.: Muscle phospholipids: thin-layer chromatographic studies on normal and diseased tissue. Biochem. J. **96**, 6 P (1965).
HUHNSTOCK, K., WEICKER, H.: Untersuchungen über quantitative Serumlipidbestimmungen mit der Dünnschichtchromatographie. Klin. Wschr. **38**, 1249 (1960).
IWATSURU, R.: Untersuchungen über Fette und Lipoide im Blute. I. Mitteilung. Über die Verteilung des Cholesterins und sonstiger Lipoidkörper im Blute verschiedener Tierarten. Pflügers Arch. ges. Physiol. **202**, 194 (1924).
JAMES, A. T.: Qualitative and quantitative determination of the fatty acids by gas-liquid chromatography. Methods of Biochemical Analysis. Eds.: D. GLICK, New York: Interscience Publ., Inc. 1960, Vol. 8, p. 1.
— MARTIN, A. J. P.: Gas-liquid partition chromatography: the separation and micro-estimation of volatile fatty acids from formic acid to dodecanoic acid. Biochem. J. **50**, 679 (1952).
— — Gas-liquid chromatography: the separation and identification of the methyl esters of saturated and unsaturated acids from formic acid to n-octadecanoic acid. Biochem. J. **63**, 144 (1956).
JATZKEWITZ, H.: Cerebron- und Kerasin-Schwefelsäureester als Speichersubstanzen bei der Leukodystrophie, Typ Scholz (metachromatische Form der diffusen Sklerose). Hoppe-Seylers Z. physiol. Chem. **320**, 134 (1960).

JATZKEWITZ, H.: Eine neue Methode zur quantitativen Ultramikrobestimmung der Sphingolipoide aus Gehirn. Hoppe-Seylers Z. physiol. Chem. **326**, 61 (1961).
— Eine neue Methode zur quantitativen Ultramikrobestimmung der Sphingolipoide aus Gehirn. Hoppe-Seylers Z. physiol. Chem. **336**, 25 (1964).
— MEHL, E.: Säulenchromatographische Gewinnung von Cerebrosidtypen aus Gehirnlipoidextrakt. Naturwissenschaften **50**, 227 (1963).
— PILZ, H., HOLLÄNDER, H.: Biochemische und vergleichende histochemische Untersuchungen in umschriebenen Gebieten des Gehirns bei Fällen von adulter und infantiler metachromatischer Leukodystrophie. Acta neuropath. (Berl.) **4**, 75 (1964).
— — SANDHOFF, K.: Quantitative Bestimmungen von Gangliosiden und ihren neuraminsäurefreien Derivaten bei infantilen, juvenilen und adulten Formen der amaurotischen Idiotie und einer spätinfantilen biochemischen Sonderform. J. Neurochem. **12**, 135 (1965).
— SANDHOFF, K.: On a biochemically special form of infantile amaurotic idiocy. Biochim. biophys. Acta (Amst.) **70**, 354 (1963).
JURRIENS, G., VRIES, B. DE, SCHOUTEN, L.: Quantitative analysis of mixtures of glycerides. J. Chromatogr. **5**, 267 (1964).
KAUFMANN, H. P., KHOE, T. H.: Dünnschichtchromatographie auf dem Fettgebiet. VII: Trennung von Fettsäuren und Triglyceriden auf Gips-Schichten. Fette, Seifen, Anstrichm. **64**, 81 (1962).
— MAKUS, Z.: Die Dünnschicht-Chromatographie auf dem Fettgebiet. I: Trennung von Modell-Mischungen. Fette, Seifen, Anstrichm. **62**, 1014 (1960).
— — DEICKER, F.: Die Dünnschicht-Chromatographie auf dem Fettgebiet. II: Trennung der Cholesterin-Fettsäureester. Fette, Seifen, Anstrichm. **63**, 235 (1961).
— MUKHERJEE, K. D.: Dünnschicht-Chromatographie auf dem Fettgebiet. XVI. Mitteilung: Versuche zur zweidimensionalen quantitativen Analyse von Lipoiden auf photometrischem Wege. Fette, Seifen, Anstrichm. **67**, 183 (1965).
— RADWAN, S. S., AHMAD, A. K. S.: Die Dünnschicht-Chromatographie auf dem Fettgebiet. XIX. Mitteilung: Mikroanalytische Bestimmung von Phospholipoiden und der darin enthaltenen Fettsäuren in biologischem Material. Fette, Seifen, Anstrichm. **68**, 261 (1966).
KEAN, E. L.: Separation of gluco- and galactocerebrosides by means of borate thin-layer chromatography. J. Lipid. Res. **7**, 449 (1966).
KELLEY, T. F.: Separation with uni-dimensional TLC of all neutral lipid classes. J. Chromatogr. **22**, 456 (1966).
KIMMELSTIEL, P.: Fortgesetzte Untersuchungen über die Cerebroside. Biochem. Z. **212**, 359 (1929).
KING, E. J.: The colorimetric determination of phosphorus. Biochem. J. **26**, 292 (1932).
KIRK, E.: A micromethod for approximate estimation of lecithin, cephalin, ether-insoluble phosphatide, and cerebrosides in plasma, red blood cells, and tissues. J. biol. Chem. **123**, 623 (1938).
— PAGE, I. H., SLYKE, D. D. VAN: Gasometric microdetermination of lipids in plasma, blood cells, and tissues. J. biol. Chem. **106**, 203 (1934).
KISHIMOTO, Y., RADIN, N. S.: Isolation and determination methods for brain cerebrosides, hydroxy fatty acids, and unsaturated and saturated fatty acids. J. Lipid Res. **1**, 72 (1959).
KLAUS, R.: Einige kritische Betrachtungen zur photometrischen Auswertung von Dünnschichtplatten. J. Chromatogr. **16**, 311 (1964).
KLENK, E., GIELEN, W.: Über die Gehirnganglioside. Hoppe-Seylers Z. physiol. Chem. **323**, 126 (1961).
— — Untersuchungen über die Konstitution der Ganglioside aus Menschengehirn und die Trennung des Gemischs in die Komponenten. Hoppe-Seylers Z. physiol. Chem. **326**, 144 (1961).
— LANGERBEINS, H.: Über die Verteilung der Neuraminsäure im Gehirn (mit einer Mikromethode zur quantitativen Bestimmung der Substanz im Nervengewebe). Hoppe-Seylers Z. physiol. Chem. **270**, 185 (1941).
KLINC, L.: Der Nachweis und die Bestimmung der flüchtigen Fettsäuren. I. Mitteilung: n-Buttersäure. Biochem. Z. **273**, 1 (1934).
KNAUFF, H. G., MIALKOWSKY, W., ZICKGRAF, H.: Über die freien Aminosäuren des Liquor cerebrospinalis und ihren Nachweis mit kombinierten papierchromatographischen und elektropherographischen Methoden. Zschr. klin. Med. **155**, 483 (1959).
— ZICKGRAF, H.: Über das Vorkommen von freiem Äthanolamin (Colamin) im Liquor cerebrospinalis des Menschen. Hoppe-Seylers Z. physiol. Chem. **312**, 264 (1958).

KOCHETKOV, N. K., ZHUKOVA, I. G., GLUKHODED, J. S.: Minor cerebrosides. Biochem. biophys. Acta (Amst.) **60**, 431 (1962).

KOMAREK, R. J., JENSEN, R. G., PICKETT, B. W.: Quantitative gravimetric analysis of bovine semen lipids by thin-layer chromatography. J. Chromatogr. **5**, 268 (1964).

KOREY, S. R., GONATAS, J.: Separation of human brain gangliosides. Life Sci. **5**, 296 (1963).

KORNERUP, V.: Concentrations of cholesterol, total fat and phospholipid in serum of normal man. Report of a study with special reference to sex, age and constitutional type. Arch. Int. Med. **85**, 398 (1950).

KRASNOW, F., ROSEN, A. S.: A study of the Myers-Wardell method for the determination of cholesterol. J. Lab. clin. Med. **14**, 967 (1928).

— — A method for determination of lipin phosphorus. Proc. Soc. exp. Biol. Med. **26**, 67 (1928).

KRELL, K., HASHIM, S. A.: Measurement of serum triglycerides by thin-layer chromatography and infrared spectrophotometry. J. Lipid Res. **4**, 407 (1963).

KRITCHEVSKI, G., KIRK, M. R.: Detection of steroids in paper chromatography. Arch. Biochem. **35**, 346 (1952).

KUHN, R., WIEGANDT, H.: Die Konstitution der Ganglioside G_{II}, G_{III} und G_{IV}. Z. Naturforsch. **18 b**, 541 (1963).

— — EGGE, H.: Zum Bauplan der Ganglioside. Angew. Chem. **73**, 580 (1961).

KUNZ, F., KOSIN, D.: Über den Nachweis und die Isolierung von Phospholipiden, im besonderen Phosphatidylglycerol, im menschlichen Plasma mit einem neuartigen dünnschichtchromatographischen Verfahren. Wien. Klin. Wschr. **80**, 764 (1968).

KUTTNER, T., COHEN, H. R.: Micro colorimetric studies. I. A molybdic acid, stannous chloride reagent. The micro estimation of phosphate and calcium in pus, plasma, and spinal fluid. J. biol. Chem. **75**, 517 (1927).

KUWERT, E., NIEDIECK, B.: Anti-cerebroside antibodies in cerebrospinal fluid of rabbits with experimental „allergic" encephalomyelitis. Nature (Lond.) **207**, 991 (1965).

LANDS, W. E. M., HART, P.: Metabolism of glycerolipids: V. Metabolism of phosphatidic acid. J. Lipid Res. **5**, 81 (1964).

LE BARON, F. N., FOLCH, J.: Structure of brain tissue lipides. Physiol. Rev. **37**, 539 (1957).

LEDEEN, R., SALSMAN, K.: Structure of the Tay-Sachs'-ganglioside. I. Biochem. **4**, 2225 (1965).

— — GONATAS, J., TAGHAVY, A.: Structure comparison of the major monosialogangliosides from brains of normal human, gargoylism, and late infantile systemic lipidosis. Part. I. J. Neuropath. exp. Neurol. **24**, 341 (1965).

LEHMANN-FACIUS, H.: Liquoruntersuchungen bei destruktiven Erkrankungen des Nervensystems, bes. bei Schizophrenie. Z. Neurol. **158**, 109 (1937).

LEPAGE, M.: The separation and identification of plant phospholipids and glycolipids by two-dimensional thin-layer chromatography. J. Chromatogr. **13**, 99 (1964).

LEVIN, E., HEAD, C.: Quantitative analysis of tissue neutral lipids by thin-layer chromatography. Anal. Biochem. **10**, 23 (1965).

LIEBERMANN, C.: Über das Oxychinoterpen. Ber. dtsch. chem. Ges. **18**, 1803 (1885).

LIFSCHÜTZ, J.: Über die Oxydation des Cholesterins. Hoppe-Seylers Z. physiol. Chem. **50**, 436 (1907).

LINDLAR, F., BINGAS, B.: Die Lipide von Hirntumoren. Dtsch. Z. Nervenheilk. **187**, 737 (1965).

— GÜTTLER, R.: Die Lipoide der weißen Hirnsubstanz während der Autolyse und bei der anämischen Erweichung. Acta neuropath. (Berl.) **6**, 349 (1966).

LONG, C., STAPLES, D. A.: Chromatographic separation of brain lipids. Cerebroside and sulphatide. Biochem. J. **78**, 179 (1961).

LOUIS-FERDINAND, R. T., THERRIAULT, D. G., BLATT, W. F., MAGER, M.: Application of thin-layer chromatography to the quantitation of plasma neutral lipids and free fatty acids. Clin. Chem. **13**, 773 (1967).

LOWRY, O. H., ROBERTS, N. R., LEINER, K. Y., MEI-LING WU, FARR, A. L.: The quantitative histochemistry of brain. I. Chemical methods. J. biol. Chem. **207**, 1 (1954).

LOWRY, R. R.: Ferric chlorid spray detector for cholesterol and cholesteryl esters on thin-layer chromatograms. J. Lipid Res. **9**, 397 (1968).

MALINS, D. C., MANGOLD, H. K.: Analysis of complex lipid mixtures by thin-layer chromatography and complementary methods. J. Amer. Oil Chem. Soc. **37**, 576 (1960).

MAN, E. B., GILDEA, E. F.: A modification of the Stoddard and Drury titrimetric method for the determination of the fatty acids in blood serum. J. biol. Chem. **99**, 43 (1932).

— PETERS, J. P.: Gravimetric determination of serum cholesterol adapted to the Man and Gildea fatty acid method, with a note on the estimation of lipoid phosphorus. J. biol. Chem. **101**, 685 (1933).

MANGOLD, H. K.: Zur Analyse von Lipiden mit Hilfe der Radioreagenz-Methode. Fette, Seifen, Anstrichm. **61**, 877 (1959).

— Thin-layer chromatography of lipids. J. Amer. Oil Chem. Soc. **38**, 708 (1961).

— KAMMERECK, R.: New methods of analyzing industrial aliphatic lipids. J. Amer. Oil Chem. Soc. **39**, 201 (1962).

— MALINS, D. C.: Fractionation of fats, oils, and waxes on thin-layers of silicic acid. J. Amer. Oil Chem. Soc. **37**, 383 (1960).

— TUNA, N.: Analysis of tissue lipids by TLC and GLC. Fed. Proc. **20**, 268 (1961).

MARINETTI, G. V., ERBLAND, J., KOCHEN, J.: Quantitative chromatography of phosphatides. Fed. Proc. **16**, 837 (1957).

— STOLZ, E.: Chromatography of phosphatides on silicic acid impregnated paper. Biochem. biophys. Acta (Amst.) **21**, 168 (1956).

MATIAR-VAHAR, H.: Ein Beitrag zur occipito-lumbalen Liquordissoziation. Arch. Psychiat. Nervenkr. **210**, 76 (1967).

McKILLICAN, M. E., SIMS, R. P. A.: Lipid changes in maturing oil-bearing plants. III. Changes in lipid classes in flax and safflower oils. J. Amer. Oil Chem. Soc. **40**, 108 (1963).

MICEV, I., POPOV, A., NEDELCEVA, L.: Einsatz des N-Bromsuccinimids zur Fleckenfärbung bei der Dünnschichtchromatographie von Lipiden. J. Chromatogr. **24**, 432 (1966).

MICHALEC, C., SULC, M., MESTAN, J.: Analysis of cholesteryl esters and triglycerides by thin-layer chromatography. Nature (Lond.) **193**, 63 (1962).

MIESCHER, K.: Über Steroide. 49. Mitteilung. Über Farbreaktionen. Helv. chim. Acta **29**, 743 (1946).

MONASTERIO, G.: Die titrimetrische Mikrobestimmung des Cholesterins. Biochem. Z. **265**, 444 (1933).

— Sopra alcuni perfezionamenti apportati al mio metodo per la determinazione della lipemia. Boll. Soc. ital. Biol. sper. **13**, 1176 (1938).

MONTFORD, A., BAKER, R. W. R., THOMPSON, R. H. S., ZILKHA, K. J.: Plasma phospholipids and their fatty acid composition in multiple sclerosis. J. Neurol. Neurochir. Psychiat. **29**, 99 (1966).

MORGAN, D. M., KINGSBURY, K. J.: A modified hydroxamic acid method for determining total esterfied fatty acids in plasma. Analyst. **84**, 409 (1959).

MORIN, R. J.: Quantitation of thin-layer chromatograms with a paper strip densitometer. Clin. chim. Acta **13**, 395 (1966).

MORRIS, L. J.: Fractionation of cholesterol esters by thin-layer chromatography. J. Lipid Res. **4**, 357 (1963).

MÜLDNER, H. G., WHERRETT, J. R., CUMINGS, J. N.: Some applications of thin-layer chromatography in the study of cerebral lipids. J. Neurochem. **9**, 607 (1962).

MUSIL, J., SKALICKOVA, O.: N-acetylneuraminic acid metabolism in psychiatric cases. Čas. Lék. čes. **102**, 215 (1963).

MYERS, V. C., WARDELL, E. L.: The colorimetric estimation of cholesterol in blood, with a note on the estimation of coprosterol in feces. J. biol. Chem. **36**, 147 (1918).

NELSON, G. J.: Studies on human serum lipoprotein phospholipids and phospholipid fatty acid composition by silicic acid chromatography. J. Lipid Res. **3**, 71 (1962).

— FREEMAN, N. K.: Serum phospholipide analysis by chromatography and infrared spectrophotometry. J. biol. Chem. **234**, 1375 (1959).

NESKOVIC, N. M.: The quantitative determination of phospholipids by direct photodensitometry of thin-layer chromatograms. J. Chromatogr. **27**, 488 (1967).

— KOSTIC, D. M.: Quantitative analysis of rat liver phospholipids by a two-step thin-layer chromatographic procedure. J. Chromatogr. **35**, 297 (1968).

NICHAMAN, M. Z., SWEELEY, C. C., OLDHAM, N. M., OLSON, R. E.: Changes in fatty acid composition during preparative thin-layer chromatography. J. Lipid Res. **4**, 484 (1963).

NICHOLS, B. W.: Separation of the lipids of photosynthetic tissues: improvements in analysis by thin-layer chromatography. Biochim. biophys. Acta (Amst.) **70**, 417 (1963).

— The separation of lipids by thin layer chromatography. Lab. Pract. **13**, 299 (1964).

NIEDERWIESER, A.: Dünnschicht-Chromatographie von Lipiden mit Gradienten-Elution auf Kieselgel G. J. Chromatogr. **21**, 326 (1966).

NIXON, D. A.: The presence of inositol in the cerebrospinal fluid. J. Physiol. **119**, 18 P (1953).

O'BRIEN, J. S., BLANKENHORN, D. H.: Fatty acid composition of sphingomyelin and lecithin in normal human serum. Proc. Soc. exp. Biol. Med. **119**, 862 (1965).

— FILLERUP, D. L., MEAD, F.: Quantification and fatty acid and fatty aldehyde composition of ethanolamine, choline and serine glycerophosphatides in human cerebral gray and white matter. J. Lipid Res. **5**, 329 (1964).

— ROUSER, G.: The fatty acid composition of brain sphingolipids: sphingomyelin, ceramide, cerebroside, and cerebroside sulfate. J. Lipid Res. **5**, 339 (1964).

— SAMPSON, E. L.: Lipid composition of the normal human brain: gray matter, white matter, and myelin. J. Lipid Res. **6**, 537 (1965).

— — Fatty acid and fatty aldehyde composition of the major brain lipids in normal human gray matter, white matter, and myelin. J. Lipid Res. **6**, 545 (1965).

OERTEL, G. W.: Über Steroid-Konjugate im Plasma, XVII. Isolierung und Charakterisierung lipophiler Steroid-Konjugate aus Nebennierenrinde, Plasma und Liquor. Hoppe-Seylers Z. physiol. Chem. **343**, 276 (1966).

— BRÜHL, P.: Freie und konjugierte C_{18}-, C_{19}- und C_{21}-Steroide im Liquor. Z. Klin. Chem. **4**, 66 (1966).

OETTE, K., DOSS, M.: Mikromethode zur schnellen Umesterung von Lipoiden auf Dünnschichtplatten mit Natriummethylat für die gaschromatographische Analyse der Fettsäuremethylester. J. Chromatogr. **32**, 439 (1968).

OWENS, K.: A two-dimensional thin-layer chromatographic procedure for the estimation of plasmalogens. Biochem. J. **100**, 354 (1966).

PAGE, I. H., SCHMIDT, E.: Über die Abspaltbarkeit des Cholins aus Lecithin und den Cholingehalt der Cerebrospinalflüssigkeit. Hoppe-Seylers Z. physiol. Chem. **199**, 1 (1931).

PARKER, F., PETERSON, N. F.: Quantitative analysis of phospholipids and phospholipid fatty acids from silica gel thin-layer chromatograms. J. Lipid Res. **6**, 455 (1965).

— RAUDA, V., MORRISON, W. H.: Quantitative thin-layer chromatography of neutral lipids using semi-specific colorimetric and titrimetric techniques. J. Chromatogr. **34**, 35 (1968).

PAULOSE, N. M.: Thin-layer chromatographic separation of fatty acid methyl esters according to both chain length and unsaturation. J. Chromatogr. **21**, 141 (1966).

PAYNE, S. N.: The quantitative separation and estimation by thin-layer chromatography of lipids in nervous tissue. J. Chromatogr. **15**, 173 (1964).

PEARSON, S., STERN, S., McGAVACK, T. H.: A rapid, accurate method for the determination of total cholesterol in serum. Analyt. Chem. **25**, 813 (1953).

PEIFER, J.: A rapid and simplified method of analysis by thin-layer chromatography using microchromatoplates. Mikrochem. Acta 1962, p. 529.

PELICK, N., WILSON, T. L., MILLER, M. E., ANGELONI, F. M.: Some practical aspects of thin-layer chromatography of lipids. J. Amer. Oil Chem. Soc. **42**, 393 (1965).

PENICK, R. J., MEISLER, M. H., McCLUER, R. H.: Thin-layer chromatographic studies of human brain gangliosides. Biochim. biophys. Acta (Amst.) **116**, 279 (1966).

PHILLIPS, G. B.: The isolation and quantitation of the principle phospholipid components of human serum using chromatography on silicic acid. Biochim. biophys. Acta (Amst.) **29**, 594 (1958).

PIÈ, A., GINER, A.: Solvents for thin-layer chromatography of blood serum lipids. Nature (Lond.) **212**, 402 (1966).

PILZ, H.: Die Sphingolipoidveränderungen bei der Leukodystrophie Typ Krabbe im Vergleich zum akuten und chronischen sudanophilen Markzerfall. Acta neuropath. **4**, 16 (1964).

— Dünnschichtchromatographische Lipoidstudien vom normalen Hirngewebe und Myelin des Menschen. Dtsch. Z. Nervenheilk. **194**, 150 (1968).

— Untersuchungen zur Lipidzusammensetzung des menschlichen Gehirns (Normalgewebe, Entmarkungskrankheiten, Neurolipidosen) und des Liquor cerebrospinalis. Habilitationsschrift, Göttingen 1969.

— Clinical, morphological and biochemical aspects of sphingolipidoses. Neuropädiat. 1970 (im Druck.)

— JATZKEWITZ, H.: Dünnschichtchromatographische Bestimmungen von C_{18}- und C_{24}-Sphingomyelin in normalen und pathologischen Gehirnen einschließlich eines Falles von Niemann-Pickscher Erkrankung. J. Neurochem. **11**, 603 (1964).

PILZ, H., MEHL, E.: Untersuchungen zur Lipoidzusammensetzung des menschlichen Myelins. Hoppe-Seylers Z. physiol. Chem. **346**, 306 (1966).

— SANDHOFF, K., JATZKEWITZ, H.: Eine Gangliosidstoffwechselstörung mit Anhäufung von Ceramid-lactosid, Monosialo-ceramid-lactosid und Tay-Sachs-Gangliosid im Gehirn. J. Neurochem. **13**, 1273 (1966).

PINCUSSEN, L.: Mikromethodik. Quantitative Bestimmung der Harn-, Blut- und Organbestandteile in kleinen Mengen für klinische und experimentelle Zwecke. Leipzig: G. Thieme Verlag 1928.

PRITCHARD, E. T.: In vico labelling of sulphatides from (^{35}S) sulphate in rat brain during early growth. J. Neurochem. **13**, 13 (1966).

PRIVETT, O. S., BLANK, M. L.: A method for the structural analysis of triglycerides and lecithins. J. Amer. Oil Chem. Soc. **40**, 70 (1963).

— — CODDING, D. W., NICKELL, E. C.: Lipid analysis by quantitative thin-layer chromatography. J. Amer. Oil Chem. Soc. **42**, 381 (1965).

— — LUNDBERG, W. O.: Determination of mono-, di-, and triglycerides by molecular distillation and thin-layer chromatography. J. Amer. Oil Chem. Soc. **38**, 312 (1961).

PURDY, J. S., TRUTER, E. V.: Quantitative analysis by thin-film chromatography. Analyst **87**, 802 (1962).

RANDERATH, K.: Dünnschicht-Chromatographie. Weinheim/Bergstr.: Verlag Chemie 1965, 2. Aufl.

RANSOM, F.: Saponin und sein Gegengift. Dtsch. med. Wschr. **27**, 194 (1901).

RAPPAPORT, F., ENGELBERG, H.: Eine Mikromethode zur Bestimmung des Blutfettes. Klin. Wschr. **11**, 2080 (1932).

RAPPORT, M. M., GRAF, L., SCHNEIDER, R.: Immunochemical studies of organ and tumor lipids. XIII. Isolation of cytolipin K, a glycosphingolipid hapten present in human kidney. Arch. Biochem. **105**, 431 (1964).

REDMAN, C. M., KEENAN, R. W.: A method for the unidimensional separation of phospholipids by thin-layer chromatography. J. Chromatogr. **15**, 180 (1964).

REED, C. F., SWISHER, S. N., MARINETTI, G. V., EDEN, E. G.: Studies of the lipids of the erythrocyte. I. Quantitative analysis of the lipids of normal human red blood cells. J. Lab. clin. Med. **56**, 281 (1960).

REITSEMA, R. H.: Characterization of essential oils by chromatography. Anal. Chem. **26**, 960 (1954).

RICHTERICH, R., KAHLKE, W., MECHELEN, P. VAN, ROSSI, E.: Refsums Syndrom (Heredopathia atactia polyneuritiformis): Ein angeborener Defekt im Lipid-Stoffwechsel mit Speicherung von 3,7,11,15-Tetramethyl-Hexadecansäure. Klin. Wschr. **41**, 800 (1967).

RITTER, E.: Über die Methoden, die zur Abscheidung der Cholesterine aus den Fetten und zu ihrer quantitativen Bestimmung verwendbar sind. Hoppe-Seylers Z. physiol. Chem. **34**, 430 (1902).

ROBINS, E., LOWRY, O. H., EYDT, K. M., McCAMAN, R. E.: Microdetermination of phospholipides and sphingolipides in brain. J. biol. Chem. **220**, 661 (1956).

ROBINSON, N., PHILLIPS, B. M.: Quantitative thin-layer chromatography of serum phospholipids. Clin. chim. Acta **8**, 385 (1963).

ROSENTHAL, H. L., PFLUKE, M. L., BUSCAGLIA, S.: A stable iron reagent for determination of cholesterol. J. Lab. clin. Med. **50**, 318 (1957).

ROUSER, G., GALLI, C., LIEBER, E.: Analytical fractionation of complex lipid mixtures: DEAE cellulose column chromatography combined with quantitative thin layer chromatography. J. Amer. Oil Chem. Soc. **41**, 836 (1964).

— KRITCHEVSKY, G., GALLI, C., HELLER, D.: Determination of polar lipids: Quantitative column and thin-layer chromatography. J. Amer. Oil Chem. Soc. **42**, 215 (1965).

— — HELLER, D., LIEBER, E.: Lipid composition of beef brain, beef liver, and the sea anemone: two approaches to quantitative fractionation of complex lipid mixtures. J. Amer. Oil Chem. Soc. **40**, 425 (1963).

SACHS, B. A., WOLFMAN, L.: Thin-layer chromatography of blood lipids. Proc. Soc. exp. Biol. Med. **115**, 1138 (1964).

SACKETT, G. E.: Modification of Bloor's method for the determination of cholesterol in whole blood or blood serum. J. biol. Chem. **64**, 203 (1925).

SAHASRABUDHE, M. R.: Application of thin-layer chromatography to the quantitative estimation of tissue triglycerides. I. Triglyceride distribution in the livers of calf, pig and rat. J. Amer. Oil Chem. Soc. **42**, 862 (1965).

SAIFER, A., GERSTENFIELD, S.: Photometric determination of sialic acid in serum and in cerebrospinal fluid with the thiobarbituric acid method. Clin. Chim. Acta 7, 467 (1962).

SALKOWSKI, E.: Kleinere Mitteilungen physiologisch-chemischen Inhalts (II). Pflügers Arch. ges. Physiol. 6, 207 (1872).

SAMBASIVARAO, K., McCLUER, R. M.: Thin-layer chromatographic separation of sphingosine and related bases. J. Lipid Res. 4, 106 (1963).

SANDHOFF, K.: Die amaurotische Idiotie des Menschen als Störung im Glykosphingolipoidstoffwechsel. Diss., München 1965.

— HARZER, K., JATZKEWITZ, H.: Densitometrische Mikrobestimmung von Gangliosiden aus dem Gesamtlipidextrakt nach Dünnschichtchromatographie. Hoppe-Seylers Z. physiol. Chem. 349, 283 (1968).

— PILZ, H., JATZKEWITZ, H.: Über den enzymatischen Abbau von N-acetylneuraminsäure-freien Gangliosidresten (Ceramid-oligosacchariden). Hoppe-Seylers Z. physiol. Chem. 338, 281 (1964).

SCHLEMMER, W.: Determinazione dei fosfatidi mediante cromatografia su strato sottile di gel di silice. Boll. Soc. ital. Biol. sper. 37, 134 (1961).

SCHLIERF, G., WOOD, P.: Quantitative determination of plasma free fatty acids and triglycerides by thin-layer chromatography. J. Lipid Res. 6, 317 (1965).

SCHMIDT, G., BENOTTI, J., HERSHMAN, B., THANNHAUSER, S. J.: A micromethod for the quantitative partition of phospholipide mixtures into monoamino-phosphatides and sphingomyelin. J. biol. Chem. 166, 505 (1946).

SCHOENHEIMER, R., SPERRY, W. M.: A micromethod for the determination of free and combined cholesterol. J. biol. Chem. 106, 745 (1934).

SCHULZE, P. E., WENZEL, M.: Automatische Aktivitätsmessung bei der Trennung radioaktiver Verbindungen auf Dünnschicht-Chromatogrammen. Angew. Chem. 74, 777 (1962).

SEHER, A.: Die Analyse von Tocopherolgemischen mit Hilfe der Dünnschichtchromatographie. Mikrochim. Acta 1961, p. 308.

SEITELBERGER, F.: Symposium über den Liquor cerebrospinalis. Wien-New York: Springer Verlag 1966, S. 2.

SIAKOTOS, A. N., ROUSER, G.: Quantitative thin-layer chromatography of lipids by photographic densitometry. Analyt. Biochem. 14, 162 (1966).

SKIDMORE, W. D., ENTENMAN, C.: The determination of esterfied fatty acids in glycerides, cholesterol esters, and phosphatides. J. Lipid Res. 3, 356 (1962a).

— — Two-dimensional thin-layer chromatography of rat liver phosphatides. J. Lipid Res. 3, 471 (1962b).

SKIPSKI, V. P., GOOD, J. J., BARCLAY, M., REGGIO, R. B.: Quantitative analysis of simple lipid classes by thin-layer chromatography. Biochim. biophys. Acta (Amst.) 152, 10 (1968).

— PETERSON, R. F., BARCLAY, M.: Separation of phosphatidyl ethanolamine, phosphatidyl serine, and other phospholipids by thin-layer chromatography. J. Lipid Res. 3, 467 (1962).

— — — Quantitative analysis of phospholipids by thin-layer chromatography. Biochem. J. 90, 374 (1964).

— — SANDERS, J., BARCLAY, M.: Thin-layer chromatography of phospholipids using silica gel without calcium sulfate binder. J. Lipid Res. 4, 227 (1963).

— SMOLOWE, A. F., SULLIVAN, R. C., BARCLAY, M.: Separation of lipid classes by thin-layer chromatography. Biochim. biophys. Acta (Amst.) 106, 386 (1965).

SNYDER, F., STEPHENS, N.: Quantitative carbon-14 and tritium assay of thin-layer chromatography plates. Analyt. Biochem. 4, 128 (1962).

SPERRY, W. M.: Lipide analysis. Methods of Biochemical Analysis. New York: Interscience Publ., Inc. 1955, Vol. 2, p. 83.

— BRAND, F. C.: The determination of total lipides in blood serum. J. biol. Chem. 213, 69 (1955).

— WEBB, M.: A revision of the Schoenheimer-Sperry method for cholesterol determination. J. biol. Chem. 187, 97 (1950).

SQUIBB, R. L.: An improved technique for the preparation and scanning of thin-layer chromatograms. Nature (Lond.) 198, 317 (1963).

STAHL, E.: Dünnschicht-Chromatographie. (Methode, Einflußfaktoren und einige Anwendungsbeispiele). Pharmazie 11, 633 (1956).

— Dünnschicht-Chromatographie. II. Standardisierung, Sichtbarmachung, Dokumentation und Anwendung. Chemiker-Zeit. 82, 323 (1958a).

STAHL, E.: Dünnschicht-Chromatographie, eine adsorptionschromatographische Schnellmethode, mit besonderer Berücksichtigung der Untersuchung von Lipiden. Parfüm. Kosmet. **39**, 884 (1958b).
— Dünnschicht-Chromatographie. IV. Mitteilung: Einsatzschema, Randeffekt, „saure und basische" Schichten, Stufentechnik. Arch. Pharm. (Weinheim) **292**, 411 (1959).
— Dünnschicht-Chromatographie. Ein Laboratoriumshandbuch. Heidelberg-New York: Springer Verlag Berlin 1967, 2. Aufl.
— DUMONT, E.: Ein neues Gerät zur vollautomatischen Aufgabe von Lösungen in Strichform zur Chromatographie. J. Chromat. **39**, 157 (1969).
— KALTENBACH, U.: Dünnschicht-Chromatographie. VI. Mitteilung. Spurenanalyse von Zuckergemischen auf Kieselgur G-Schichten. J. Chromatogr. **5**, 351 (1961).
SUZUKI, K.: A simple and accurate micromethod for quantitative determination of ganglioside patterns. Life Sci. **3**, 1227 (1964).
— The pattern of mammalian brain gangliosides. II. Evaluation of the extraction procedures, postmortem changes and the effect of formalin preservation. J. Neurochem. **12**, 629 (1965).
SVENNERHOLM, L.: Quantitative estimation of sialic acids. II. A colorimetric resorcinol-hydrochloric acid method. Biochim. biophys. Acta (Amst.) **24**, 604 (1957).
— Chromatographic separation of human brain gangliosides. J. Neurochem. **10**, 613 (1963).
— The distribution of lipids in the human nervous system. I. Analytical procedure. Lipids of foetal and newborn brain. J. Neurochem. **11**, 839 (1964).
SWAHN, B.: Studies on blood lipids. Scand. J. clin. Lab. Invest. 5 (Suppl. 9), 1 (1953).
SZEKACS, I., KLEMBALA, M.: Two-dimensional thin-layer chromatography of neuraminic acid-containing lipids. Clin. chim. Acta **19**, 523 (1968).
TETTAMANTI, G., BERTONA, L., ZAMBOTTI, V.: Evidence of a new ganglioside from pig brain. Biochim. biophys. Acta (Amst.) **84**, 756 (1964).
THANNHAUSER, S. J., BENOTTI, J., REINSTEIN, H.: Studies on animal lipids. XIV. The determination of lecithin, cephalin, and sphingomyelin in body fluids and tissues; with analyses of normal human sera. J. biol. Chem. **129**, 709 (1939).
— SETZ, P.: Studies on animal lipids. XII. A method for quantitative determination of diaminophosphatide in organs and fluids. Application to stromata of red blood cells an dserum. J. biol. Chem. **116**, 533 (1936).
TICHY, J., DENCKER, S. J.: Separation of cholesterol esters. A comparison between paper and thin-layer chromatography. J. Chromatogr. **33**, 262 (1968).
TISDALL, F. F.: A rapid colorimetric method for the quantitative determination of the inorganic phosphorus in small amounts of serum. J. biol. Chem. **50**, 329 (1922).
TRAPPE, W.: Eine einfache Methode zur getrennten, quantitativen Bestimmung von freiem und verestertem Cholesterin im Blutserum ohne Digitoninfällung und Verseifung. Hoppe-Seylers Z. physiol. Chem. **273**, 177 (1942a).
— Eine einfache Methode zur getrennten, quantitativen Bestimmung von freiem und verestertem Cholesterin mit 0,1 ccm Blut aus der Fingerbeere. Klin. Wschr. **21**, 651 (1942b).
TROUT, D. L., ESTES, E. H., FRIEDBERG, S. J.: Titration of free fatty acids of plasma: a study of current methods and a new modification. J. Lipid Res. **1**, 199 (1960).
TSCHUGAEFF, L.: Sitzung der Russ. Phys.-Chem. Ges. zu St. Petersburg. Z. angew. Chem. 1900, S. 618.
TUNA, N., RECKERS, L., FRANTZ, I. D.: The fatty acids of total lipids and cholesterol esters from normal plasma and atheromatous plaques. J. clin. Invest. **37**, 1153 (1958).
VACIKOVA, A., FELT, V., MALIKOVA, J.: Chromatography of serum lipid fractions on a thin-layer of Al_2O_3. J. Chromatogr. **9**, 301 (1962).
VIOQUE, E., HOLMAN, R. T.: Quantitative estimation of esters by thin-layer chromatography. J. Amer. Oil Chem. Soc. **39**, 63 (1962).
VOGEL, W. C., DOIZAKI, W. M., ZIEVE, L.: Rapid thin-layer chromatographic separation of phospholipids and neutral lipids of serum. J. Lipid Res. **3**, 138 (1962).
VROMAN, H. E., BAKER, G. L.: Limits of detection of some lipids in thin-layer chromatography. J. Chromatogr. **18**, 190 (1965).
WADE, H. E., MORGAN, D. M.: Fractionation of phosphates by paper ionophoresis and chromatography. J. Biochem. **60**, 264 (1955).

WÄSSLE, W., SANDHOFF, K.: Auftragsgerät für die analytische Dünnschichtchromatographie. J. Chromatogr. **34**, 357 (1968).

WAGENER, H.: Detection and documentation of lipids after thin-layer chromatography. Nature (Lond.) **205**, 386 (1965).

WAGNER, A.: Über Hirnganglioside bei Tay-Sachsscher Erkrankung. Klin. Wschr. **44**, 398 (1966).

— WEICKER, H.: Untersuchungen an gangliosidartigen Substanzen aus menschlicher Milz. Z. klin. Chem. **4**, 73 (1966).

WAGNER, H.: Neuere Ergebnisse auf dem Gebiet der Isolierung und Analytik von Phosphatiden und Glykolipiden. Fette Seifen, Anstrichm. **62**, 1115 (1960).

— HÖRHAMMER, L., WOLFF, P.: Dünnschichtchromatographie von Phosphatiden und Glykolipiden. Biochem. Z. **334**, 175 (1961).

WALSH, D. E., BANARIK, O. J., GILLES, K. A.: Thin-layer chromatographic separation and colorimetric analysis of barley or malt lipid classes and their fatty acids. J. Chromatogr. **17**, 278 (1965).

WARREN, L.: The thiobarbituric acid assay of sialic acids. J. biol. Chem. **234**, 1971 (1959).

WEICKER, H.: Adsorptionschromatographische Untersuchung von Serumlipiden auf Kieselgelplatten. Klin. Wschr. **37**, 763 (1959).

WELLS, M. A., DITTMER, J. C.: The use of sephadex for the removal of nonlipid contaminents from lipid extracts. Biochem. **2**, 1259 (1963).

WESTON, P. G., KENT, G. H.: Determination of the cholesterol content of human serum by the colorimetric method. J. med. Res. **26**, 531 (1912).

WHERRETT, J. R., CUMINGS, J. N.: Detection and resolution of gangliosides in lipid extracts by thin-layer chromatography. Biochem. J. **86**, 378 (1963).

WIEGANDT, H.: Untersuchung der Ganglioside. In: Untersuchung und Bestimmung der Lipoide im Blut. Hrsg. N. ZÖLLNER u. D. EBERHAGEN. Berlin-Heidelberg-New York: Springer Verlag 1965, S. 103.

— Ganglioside. Ergeb. Physiol. **57**, 190 (1966).

WILLIAMS, J. H., KUCHMAK, M., WITTER, R. F.: Quantitative determination of phospholipid classes in human serum by combined thin-layer chromatography and phosphorus analysis. Clin. chim. Acta **25**, 447 (1969).

WINDAUS, A.: Über die Entgiftung der Saponine durch Cholesterin. Ber. dtsch. chem. Ges. **42**, 238 (1909).

— Über die quantitative Bestimmung des Cholesterins und der Cholesterinester in einigen normalen und pathologischen Nieren. Hoppe-Seylers Z. physiol. Chem. **65**, 110 (1910).

WHITTACKER, V. P., WIJESUNDERA, S.: The separation of esters of choline by filter paper chromatography. Biochem. J. **51**, 348 (1952).

WITTER, R. F., MARINETTI, G. V., MORRISON, A., HEICKLIN, L.: Paper chromatography of phospholipides with solvent mixtures of ketonen and acetic acid. Arch. Biochem. **68**, 15 (1957).

WOLFE, L. S., LOWDEN, J. A.: Studies on brain gangliosides. I. The isolation and composition of a trisialoganglioside. Canad. J. Biochem. **42**, 1041 (1964).

WOOD, P. D. S., HOLTON, S.: Human plasma sphingomyelins. Proc. Soc. exp. Biol. Med. **115**, 990 (1964).

YOUNG, O., KANFER, J. N.: An improved separation of sphingolipids by thin-layer chromatography. J. Chromatogr. **19**, 611 (1965).

YOUNGBURG, G. E.: The organic phosphorus of the cerebrospinal fluid. J. Lab. clin. Med. **12**, 845 (1927).

— YOUNGBURG, M. V.: Phosphorus metabolism. I. A system of blood phosphorus analysis. J. Lab. clin. Med. **16**, 158 (1930).

ZAHLER, P.: Bestimmung von Kephalin, Lecithin, Lysolecithin und Sphingomyelin im Serum oder in anderen biologischen Flüssigkeiten. Z. klin. Chem. **5**, 191 (1967).

ZAK, B., DICKENMAN, R. C., WHITE, E. G., BURNETT, H., CHERNEY, P. J.: Rapid estimation of free and total cholesterol. Amer. J. clin. Path. **24**, 1307 (1954).

ZLATKIS, A., ZAK, B., BOYLE, A.: A new method for the direct determination of serum cholesterol. J. Lab. clin. Med. **41**, 486 (1953).

ZÖLLNER, N., EBERHAGEN, D.: Untersuchung und Bestimmung der Lipoide im Blut. Berlin-Heidelberg-New York: Springer Verlag 1965.

ZÖLLNER, N.: KIRSCH, K.: Über die quantitative Bestimmung von Lipoiden (Mikromethode) mittels der vielen natürlichen Lipoiden (allen bekannten Plasmalipoiden) gemeinsamen Sulfophospho-vanillin-Reaktion. Z. ges. exp. Med. **135**, 545 (1962).

— — AMIN, G.: Über die chromatographische Trennung der Cholesterinester des Plasmas. Verh. dtsch. Ges. inn. Med. **66**, 677 (1960).

— WOLFRAM, G.: Untersuchungen über die Dünnschichtchromatographie von Lipoiden. Klin. Wschr. **40**, 1098 (1962a).

— — Dünnschichtchromatographische Systeme zur Trennung der Plasmalipoide. Klin. Wschr. **40**, 1101 (1962b).

— — AMIN, G.: Über die quantitative Auswertung von Dünnschichtchromatogrammen der Cholesterinester. Klin. Wschr. **40**, 273 (1962).

Sachverzeichnis

Herstellung: Konrad Triltsch, Graphischer Betrieb, 87 Würzburg

Schriftenreihe Neurologie – Neurology Series

1. Kahle: Die Entwicklung der menschlichen Großhirnhemisphäre. — DM 58,—; US $ 16.00
2. Prill: Die neurologische Symptomatologie der Niereninsuffizienz. — DM 64,—; US $ 17.60
3. Kunze: Das Sauerstoffdruckfeld im normalen und pathologisch veränderten Muskel. — DM 58,—; US $ 16.00
4. Pilz: Die Lipide des normalen und pathologischen Liquor cerebrospinalis. — DM 48,—; US $ 13.20

Monographien aus dem Gesamtgebiete der Neurologie und Psychiatrie

Zuletzt erschienene Bände:

110. Berner: Das paranoische Syndrom. — DM 48,—; US $ 13.20
111. Enke: Der Verlauf in der klinischen Psychotherapie. — DM 46,—; US $ 12.70
112. Angst: Zur Ätiologie und Nosologie endogener depressiver Psychosen. — DM 48,—; US $ 13.20
113. Mittelbach: Die Begleitmyopathie bei neurogenen Atrophien. — DM 36,—; US $ 9.90
114. Hopf: Acrodermatitis chronica atrophicans und Nervensystem. — DM 42,—; US $ 11.60
115. Finke: Ophthalmodynamographie in Neurologie und Psychiatrie. — DM 29,80; US $ 8.20
116. Tölle: Katamnestische Untersuchungen zur Biographie abnormer Persönlichkeiten. — DM 28,—; US $ 7.70
117. Corboz: Spätreife und bleibende Unreife. — DM 42,—; US $ 11.60
118. Gullotta: Das sogenannte Medulloblastom. — DM 28,—; US $ 7.70
119. Fünfgeld: Psychopathologie und Klinik des Parkinsonismus vor und nach stereotaktischen Operationen. — DM 42,—; US $ 11.60
120. Petersen: Die Psychiatrie des primären Hyperparathyreoidismus. — DM 36,—; US $ 9.90
121. Wyss: Unzucht mit Kindern. — DM 29,60; US $ 8.20
122. Helmchen: Bedingungskonstellationen paranoid-halluzinatorischer Syndrome. — DM 42,—; US $ 11.60
123. Schmalbach: Experimentelle Untersuchungen über epileptische Reaktionen. — DM 36,—; US $ 9.90
124. Kruse: Das myoklonisch-astatische Petit Mal. — DM 54,—; US $ 14.90
125. Ernst, Kind und Rotach-Fuchs: Ergebnisse der Verlaufsforschung bei Neurosen. — DM 56,—; US $ 15.40
126. Janzarik: Schizophrene Verläufe. — DM 48,—; US $ 13.20
127. Solcher: Zur Neuroanatomie und Neuropathologie der Frühfetalzeit. — DM 39,—; US $ 10.80
128. Unterharnscheidt, Jachnik und Gött: Der Balkenmangel. — DM 68,—; US $ 18.70
129. Pavlák: Die Bangsche Krankheit und das periphere Nervensystem. — DM 54,—; US $ 14.90
130. Dietz: Die frontobasale Schädelhirnverletzung. — DM 58,—; US $ 16.00